RHEUMA

Das Chamäleon unter den Krankheiten

Reinhold Pongratz

Klaus Machold
Valerie Nell-Duxneuner
Stephan Pflugbeil

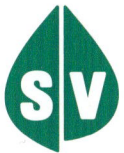

Gesund werden. Gesund bleiben. Band 7

Eine Buchreihe des Hauptverbandes der österreichischen Sozialversicherungsträger für Patientinnen und Patienten sowie deren Angehörige

Copyright: MedMedia Verlags Ges.m.b.H.
Herausgeber: Hauptverband der österreichischen Sozialversicherungsträger
Projektleitung: Karin Duderstadt, MedMedia Verlags Ges.m.b.H.
Grafische Gestaltung: creativedirector.cc lachmair gmbh, www.creativedirector.cc
Lektorat: Mag. Andrea Crevato
Verlag: MedMedia Verlag und Mediaservice Ges.m.b.H., Seidengasse 9/Top 1.1,
A-1070 Wien, Tel.: +43/1/407 31 11-0, E-Mail: office@medmedia.at, www.medmedia.at
Druck: „agensketterl" Druckerei GmbH, Mauerbach

1. Auflage 2016
ISBN: 978-3-950-42251-1

Soweit in dieser Publikation personenbezogene Ausdrücke verwendet werden, umfassen sie Frauen und Männer gleichermaßen.

Bildnachweis: fotolia.com, shutterstock.com, iStockphoto.com

Angaben über Dosierungen, Applikationsformen und Indikationen von pharmazeutischen Spezialitäten müssen vom jeweiligen Anwender auf ihre Richtigkeit überprüft werden. Trotz sorgfältiger Prüfung übernehmen Medieninhaber und Herausgeber keinerlei Haftung für drucktechnische und inhaltliche Fehler.

AUTOREN

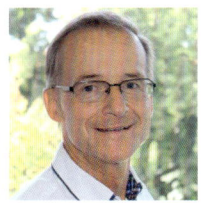

Prim. Dr. Reinhold Pongratz, MBA

Leitender Arzt der Steiermärkischen Gebietskrankenkasse,
Facharzt für Innere Medizin und Rheumatologie,
ärztlicher Leiter Ambulatorium für Rheumatologie,
Fachärztezentrum der StGKK, Graz

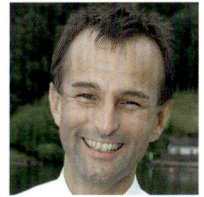

ao. Univ.-Prof. Dr. Klaus Machold

Facharzt für Innere Medizin und Rheumatologie,
Klinische Abteilung für Rheumatologie, Medizinische
Universität Wien, Präsident der Österreichischen
Gesellschaft für Rheumatologie & Rehabilitation

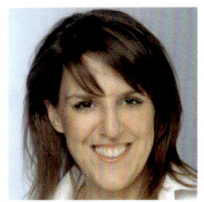

Prim. Priv.-Doz. Dr. Valerie Nell-Duxneuner

Fachärztin für Innere Medizin und Rheumatologie,
ärztliche Leiterin des Klinikums Peterhof, Baden b. Wien

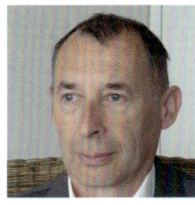

Dr. Stephan Pflugbeil

Facharzt für Innere Medizin und Rheumatologie, Graz,
stv. ärztlicher Leiter Ambulatorium für Rheumatologie,
Fachärztezentrum der StGKK, Graz

REDAKTION

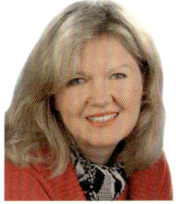

Hannelore Mezei

MedMedia Verlag, Wien

Die Krankheit mit den vielen Gesichtern

Jedem ist Rheuma ein Begriff. Doch um kaum eine andere Krankheit gibt es so viele Missverständnisse. Für manche Menschen ist Rheuma gleichzusetzen mit Arthrose, andere sprechen von Rheuma, wenn sie rheumatoide Arthritis (vormals chronische Polyarthritis) meinen. Wieder andere denken, mit Gelenkschmerzen müsse man ab einem gewissen Alter eben leben, das habe doch mit Rheuma nichts zu tun. Denn die meisten Menschen (auch Betroffene) wissen nicht, dass sich hinter dem Begriff Rheuma mehr als 400 verschiedene Krankheitsbilder verbergen.

Rheuma ist in der Tat das Chamäleon unter den Krankheiten. Die Erscheinungsformen reichen von harmlosen Beschwerden bis hin zu schwerwiegenden Erkrankungen mit Organbeteiligung. Insgesamt sind in Österreich rund zwei Millionen Menschen von der Krankheit mit den unterschiedlichen Ausprägungen betroffen.

Glücklicherweise stehen heute moderne Diagnosemethoden und viele äußerst wirksame Behandlungsmöglichkeiten zur Verfügung, die manche Krankheitsbilder des rheumatischen Formenkreises sogar zum Stillstand bringen können. Voraussetzung: Die Therapie beginnt frühzeitig. Deshalb ist es der Sozialversicherung ein besonderes Anliegen, Patienten möglichst rasch einer Diagnose und adäquaten Behandlung zuzuführen. Dieser Ratgeber aus unserer erfolgreichen Buchreihe „Gesund werden. Gesund bleiben" soll Ihnen unter anderem helfen, Ihre Beschwerden rechtzeitig einzuordnen und als behandlungsbedürftig zu erkennen. Denn je früher Sie einen Arzt aufsuchen, umso besser sind die Therapiemöglichkeiten. Und je besser Sie über Ihre Krankheit Bescheid wissen, umso erfolgreicher gestaltet sich die Behandlung. Damit Sie mehr über diese Krankheit erfahren, finden Sie in diesem Buch fachlich kompetente und gut verständlich aufbereitete Informationen über Ursachen, Symptome, Diagnosemethoden und die neuesten Behandlungsmöglichkeiten rheumatischer Erkrankungen.

Wir wünschen Ihnen eine interessante und hilfreiche Lektüre!

Mag.ᵃ Ulrike Rabmer-Koller   *Mag. Alexander Hagenauer, MPM*

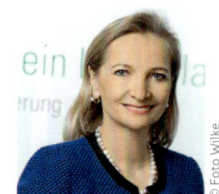

© Foto Wilke

Mag.ª Ulrike Rabmer-Koller

Vorsitzende des Verbandsvorstands, Hauptverband der österreichischen Sozialversicherungsträger

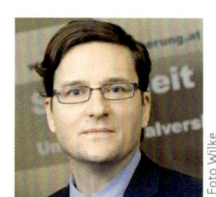

© Foto Wilke

Mag. Alexander Hagenauer, MPM

Generaldirektor-Stv., Hauptverband der österreichischen Sozialversicherungsträger

Es hat sich viel getan ...

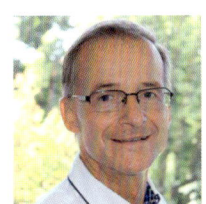

Prim. Dr. Reinhold Pongratz, MBA

Leitender Arzt der Steiermärkischen Gebietskrankenkasse

Facharzt für Innere Medizin und Rheumatologie

Der Begriff „Rheuma" reicht in der Menschheitsgeschichte weit zurück und umfasste ursprünglich einheitlich alle fließenden, ziehenden Schmerzen am Bewegungsapparat. Inzwischen ist das medizinische Wissen enorm gewachsen und das Fachgebiet der klinischen Rheumatologie hat in den letzten Jahren eine umfangreiche Entwicklung durchgemacht. Die Medizin kennt mittlerweile etwa 400 verschiedene rheumatische Krankheiten, wobei die entzündlichen Formen, wie beispielsweise die rheumatoide Arthritis, bei entsprechender Krankheitsaktivität unbehandelt sehr rasch zu Gelenkzerstörung, Schädigung innerer Organe, Invalidität und Frühpensionierung führen können. Sie haben damit neben der drohenden Behinderung und dem chronischen Schmerz auch eine enorme volkswirtschaftliche Bedeutung.

Zahlreiche neue Behandlungsstrategien stehen nun für die Behandlung von Erkrankungen des rheumatischen Formenkreises zur Verfügung. Durch frühzeitige Diagnosestellung, Therapieeinleitung und den raschen Einsatz von modernen neuen Medikamenten kann die Gefahr der früher meist invalidisierenden Veränderungen in den Gelenksregionen sowie der Mitbeteiligung von inneren Organsystemen reduziert oder verhindert werden.

Im vorliegenden Buch werden für Sie, liebe Leserin, lieber Leser, aus dem umfassenden Gebiet der Rheumatologie die häufigsten rheumatischen Krankheitsbilder kurz und prägnant dargestellt. Sie erhalten Informationen über die wichtigsten Krankheitsgruppen, die typischen Symptome, Ursachen sowie diagnostische und therapeutische Möglichkeiten, ergänzt durch nützliche Tipps für die Selbsthilfe.

Wir hoffen, Ihnen damit einen umfassenden und verständlichen Überblick über dieses vielfältige Fachgebiet mit seinen unterschiedlichen Krankheitsbildern geben zu können.

Prim. Dr. Reinhold Pongratz, MBA

INHALT

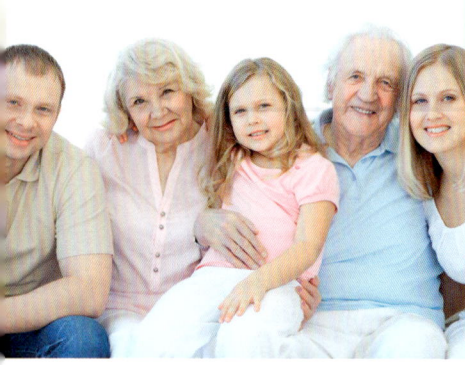

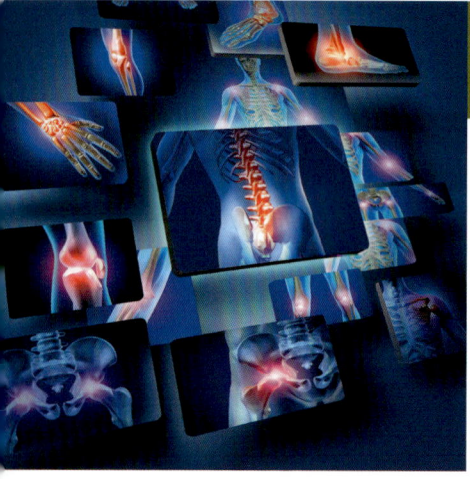

3. GICHT

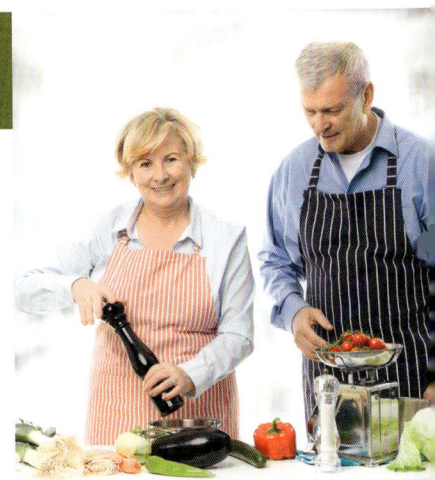

4. DEGENERATIVE RHEUMATISCHE ERKRANKUNGEN

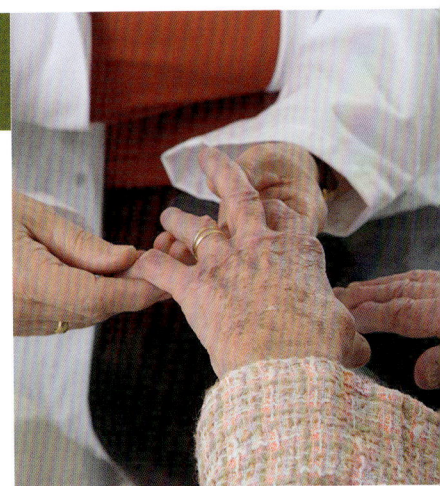

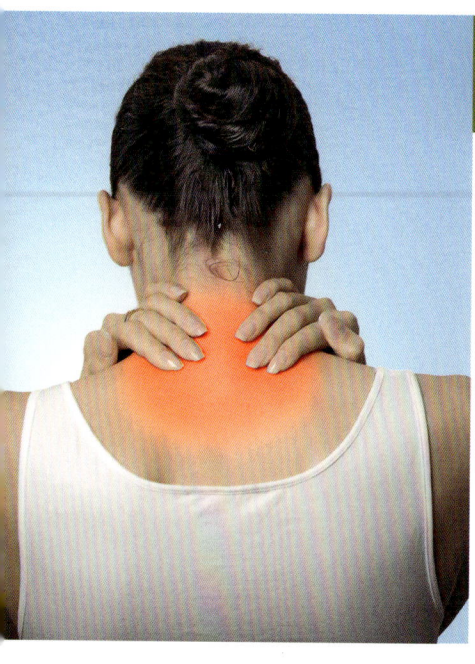

5. WEICHTEILRHEUMATISMUS

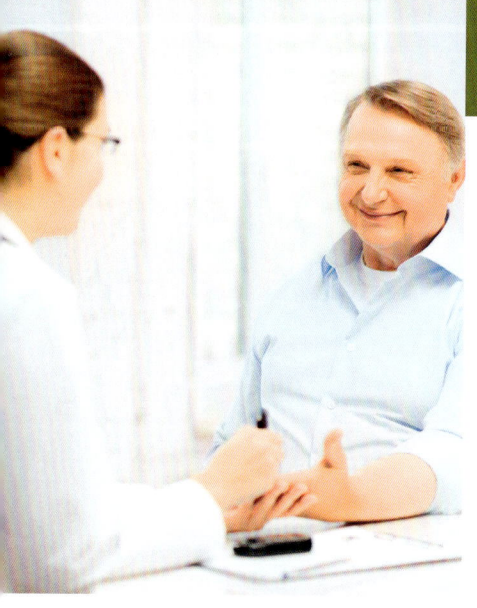

6. RHEUMA UND ANDERE ERKRANKUNGEN

7. OSTEOPOROSE

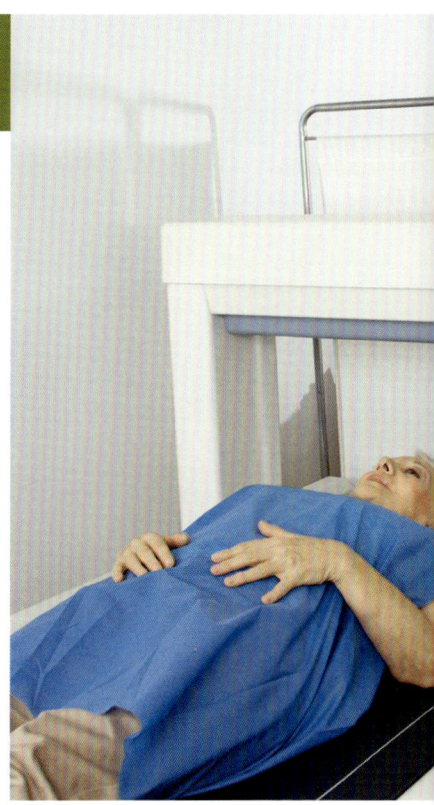

8. REHABILITATION, ERGOTHERAPIE, PHYSIOTHERAPIE

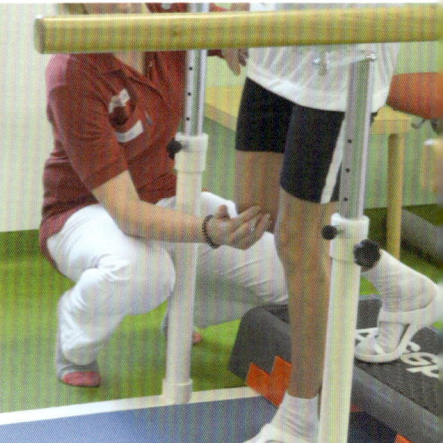

INHALT

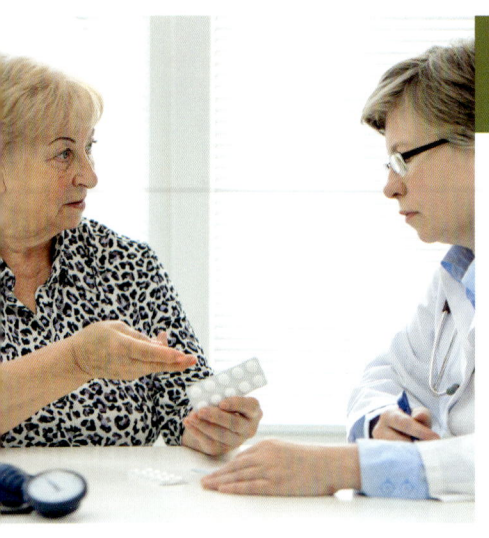

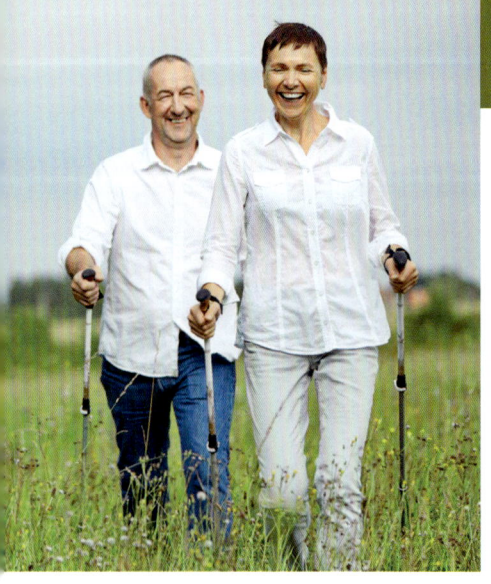

11. RHEUMA BEI KINDERN

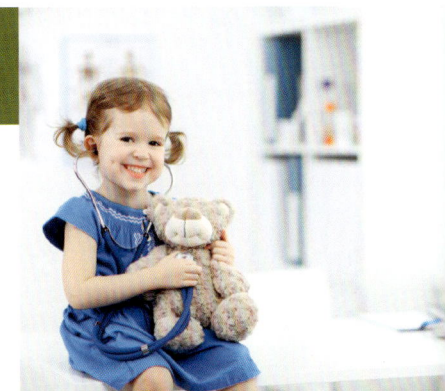

Die Krankheit kennt kein Alter

12. NÜTZLICHE INFORMATIONEN

Wissenswertes/Nützliche Informationen

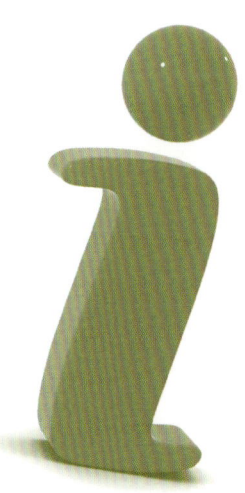

Die Fakten

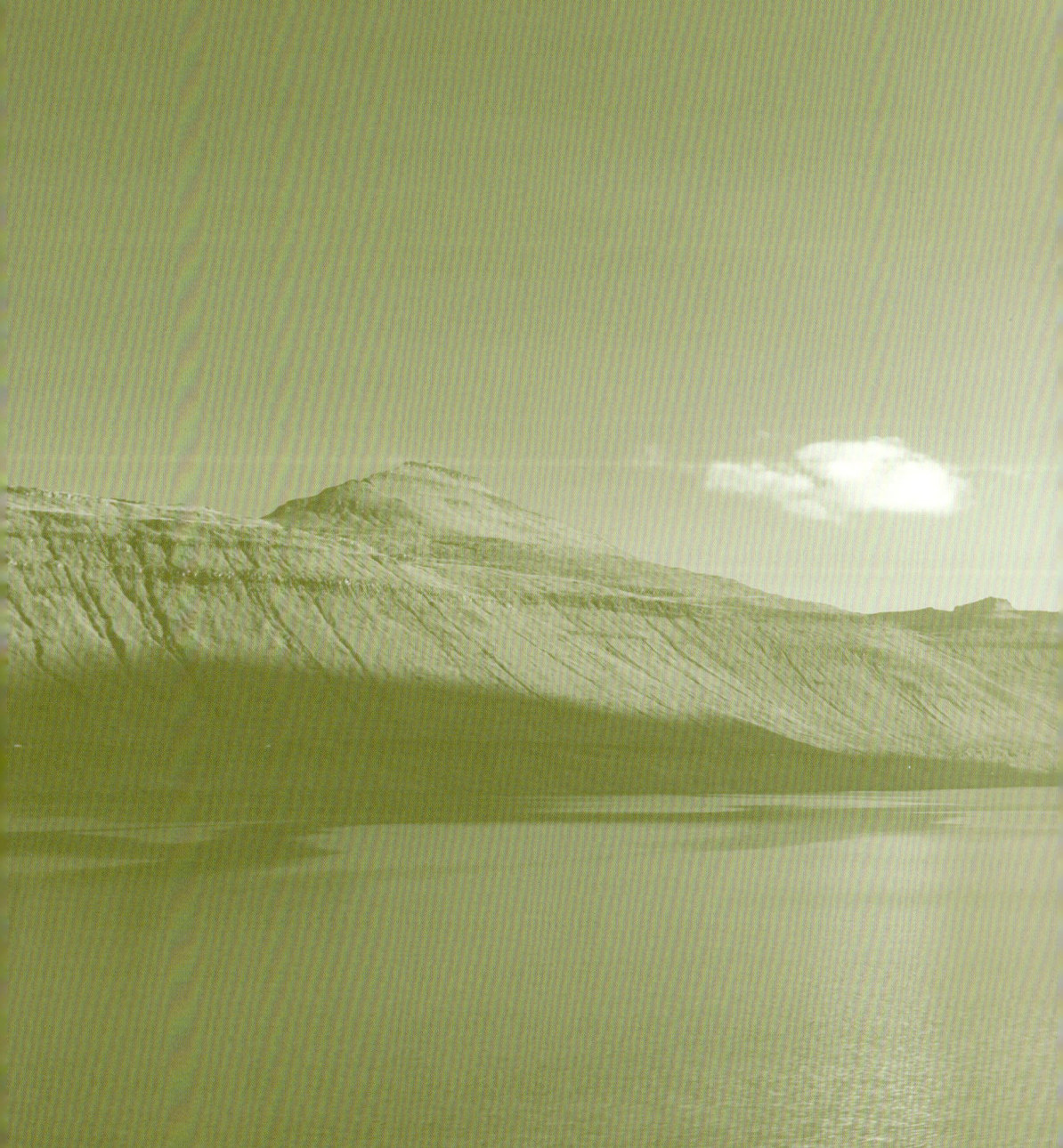

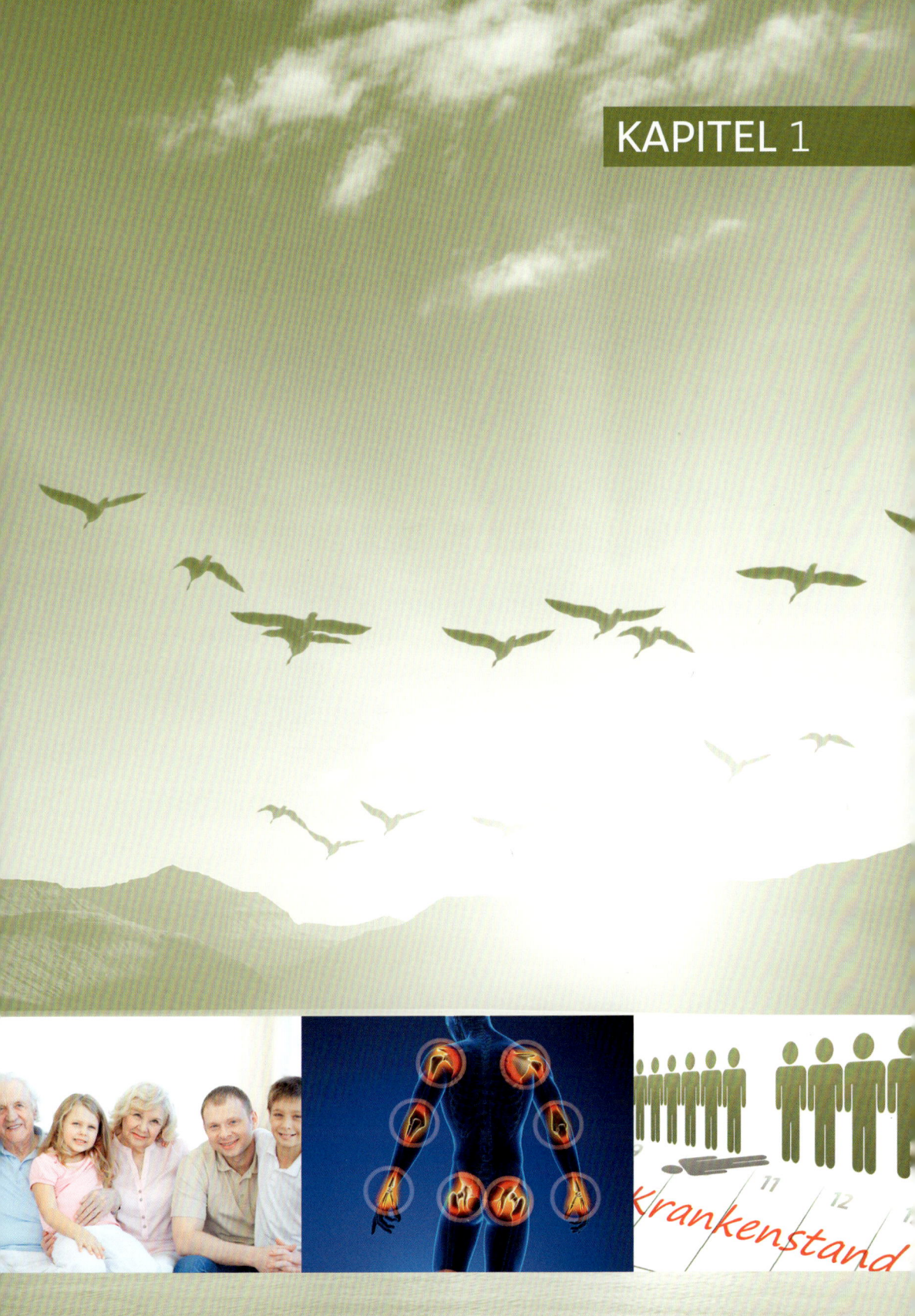

KAPITEL 1

Krankenstand

Zahlen, Daten, Hintergründe

Rheuma auf einen Blick ...

→   **400** verschiedene Krankheitsbilder werden unter dem Begriff „Rheuma" zusammengefasst.

→   **Rund 2 Millionen** Österreicher leiden zumindest einmal jährlich unter Schmerzen am Bewegungsapparat.

→   Menschen höheren Alters sind **zu 100%** betroffen.

→   **8.611.012** Krankenstandstage wurden 2014 in unserem Land durch Krankheiten des Muskel-Skelett-Systems und des Bindegewebes verursacht.

→   **Die Mehrheit** der Bevölkerung verwechselt Arthritis und Arthrose.

→   **2 Jahre** nach Beginn der Krankheit hat rheumatoide Arthritis unbehandelt meist schon irreversible Gelenkzerstörungen verursacht. Frühzeitiger Behandlungsbeginn kann diesen Prozess aufhalten und Gelenke retten!

→   **Anfang der 1950er-Jahre** wurde das Medikament Methotrexat zugelassen, das aber erst 30 Jahre später zum Goldstandard in der Rheumabehandlung wurde.

→   **Zur Jahrtausendwende** kamen die ersten Biologika auf den Markt – jene Medikamente, die die Rheumatherapie noch einmal revolutioniert haben.

→   **Heute** ist es möglich, Erkrankungen wie die rheumatoide Arthritis, aber auch andere entzündliche rheumatische Krankheitsbilder gut unter Kontrolle zu halten und die Gelenkzerstörung zu stoppen.

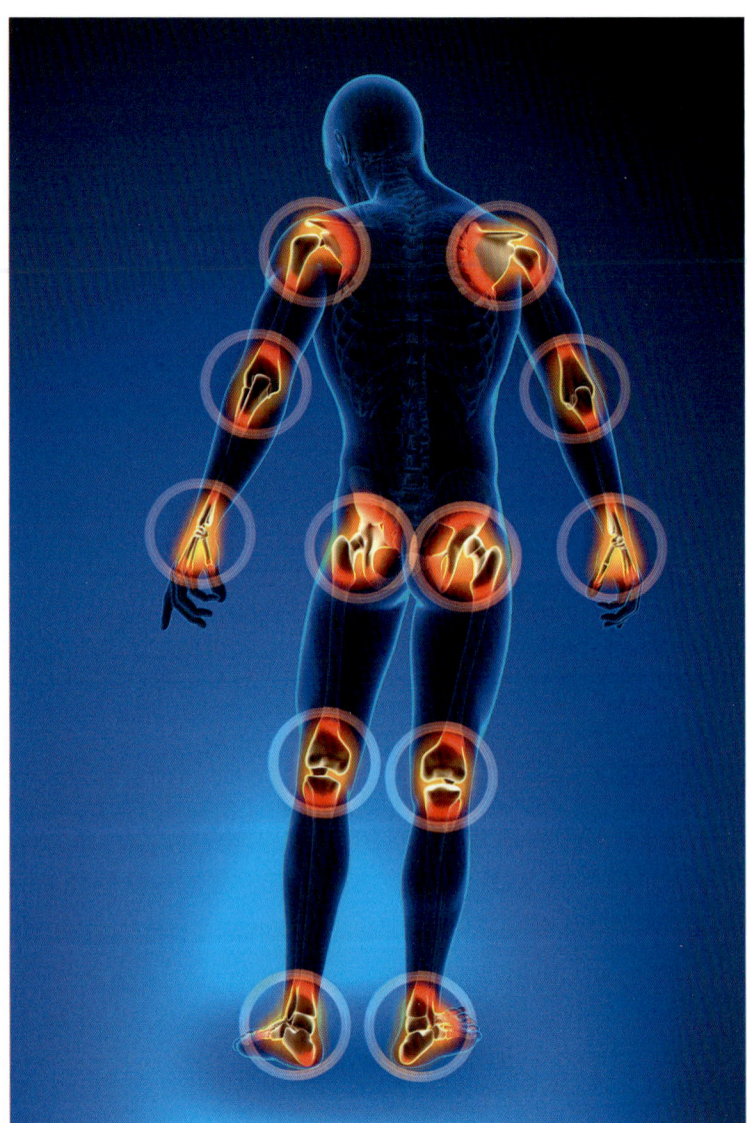

Alle Gelenke, Knochen,
Muskeln und Sehnen
können von Rheuma
betroffen sein

Was versteht man unter Rheuma?

Der Begriff „Rheuma" stammt von dem griechischen Wort „rheo", was „ich fließe" bedeutet. Das Wort Rheuma soll daher den fließenden Schmerzcharakter beschreiben.

Jeder Mensch weiß, dass Rheuma Schmerzen verursacht. Vermutlich haben auch Sie schon einmal geklagt „Heute plagt mich mein Rheuma wieder", wenn Ihnen am Bewegungsapparat etwas wehgetan hat. Aber sind alle Schmerzen ein Zeichen für Rheuma? Was ist Rheuma wirklich? Ist mit Rheuma Arthritis gemeint? Oder Arthrose? Oder ist beides ohnehin dasselbe? Und was ist mit der Gicht? Ein Tennisarm hingegen ist doch bestimmt kein Rheuma, oder?

Auf kaum einem medizinischen Gebiet gibt es unter Laien so viele Verwechslungen wie in der Rheumatologie. Das verwundert auch nicht, sind doch mehr als 400 Krankheitsbilder unter dem Begriff „Rheuma" zusammengefasst: Die Arthritis ebenso wie die Arthrose und sogar der Tennisarm sind Formen von Rheuma. **Grundsätzlich gehören alle Beschwerden des Stütz- und Bewegungsapparates zum rheumatischen Formenkreis, wenn Knochen, Gelenke, Muskeln und/oder Sehnen betroffen sind, sofern es sich nicht um akute Verletzungsfolgen handelt.**

Und was die meisten nicht wissen: In seltenen Fällen können sogar innere Organe von Rheuma befallen sein.

*Frauen „führen"
bei Arthritis*

Bei den **entzündlichen Rheumaerkrankungen** nimmt die **rheumatoide Arthritis** (früher: chronische Polyarthritis) den ersten Platz ein. Je nach Literaturangaben leben bis zu 1,5% der gesamten österreichischen Bevölkerung mit rheumatoider Arthritis, in erster Linie Frauen. Sie sind rund dreimal so oft betroffen wie Männer.

Morbus Bechterew betrifft etwa bis zu 0,5% der Bevölkerung und ist eher eine Männerkrankheit. **Weichteilrheumatismus** macht 40% aller rheumatischen Erkrankungen aus. Unter den selteneren Rheumaformen rangieren Kollagenosen (Lupus erythematodes; 0,1%), Gicht (0,3%) sowie Fibromyalgie (1%). Die „Chancen", an Rheuma zu erkranken, sind für Männer und Frauen ganz unterschiedlich. So führen Frauen bei rheumatoider Arthritis und Fingerpolyarthrosen deutlich, bei Fibromyalgie machen sie überhaupt 90% der Patienten aus. Hingegen sind 10- bis 20-mal mehr Männer von Gicht betroffen als Frauen.

Genaueres lesen Sie in den jeweiligen Kapiteln.

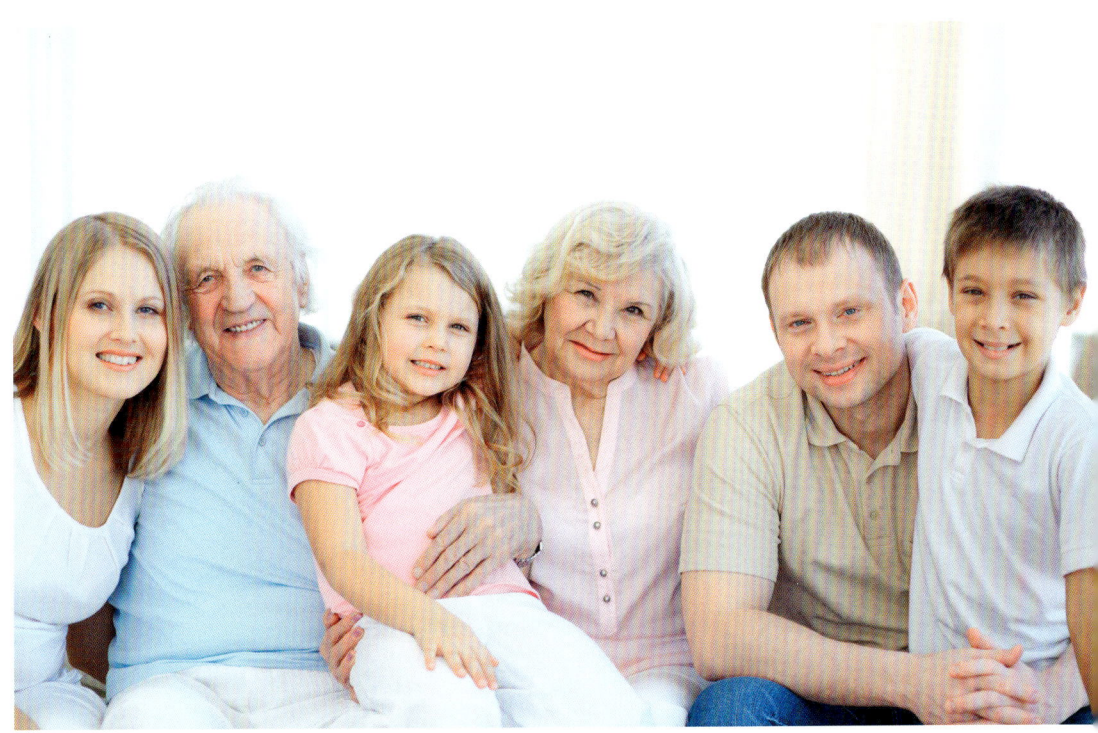

Rheumatische Erkrankungen können
in jedem Alter auftreten

Rheuma und das Alter

Wenn von Rheuma die Rede ist, denkt man zwangsläufig an
alte Menschen. Doch nicht alle Krankheiten, die unter Rheuma
zusammengefasst werden, nehmen mit dem Alter zu. Zwar
steigt bei Arthrose die Häufigkeit ab der Lebensmitte, hingegen beginnen entzündliche Rheumaformen üblicherweise in
jüngeren Jahren.
Rheumatoide Arthritis tritt meist im Alter von 40 Jahren auf.
Sogar Kinder und Jugendliche können schon darunter leiden.
An Fibromyalgie erkranken Patienten im Durchschnitt mit 35
Jahren. Morbus Bechterew zeigt bereits rund um das 23. Lebensjahr erste Symptome.

Arthritis oder Arthrose – der groß

Rheumatoide Arthritis:

→ Grundlage der Krankheit ist eine chronische Entzündung.

→ Durch Fehlregulation des Immunsystems entsteht eine Entzündung der Gelenkinnenhaut sowie benachbarter Strukturen.

→ In der Folge kommt es (unbehandelt) zur irreversiblen Zerstörung des Gelenkknorpels und des darunterliegenden Knochens.

→ Betroffen sind eher jüngere Personen, der Häufigkeitsgipfel liegt zwischen dem 4. und 6. Lebensjahrzehnt.

→ Typische Symptome:

  → Fast immer sind Finger (mit-)betroffen, und zwar Grund- und Mittelgelenk, jedoch niemals die Fingerendgelenke!

  → Schwellung, Überwärmung, manchmal auch Rötung

  → Schmerzen vor allem in Ruhe, nachts und am frühen Morgen

  → Schmerzen bessern sich durch Bewegung im Laufe des Tages.

  → Morgensteifigkeit, die mindestens eine Stunde, oft sogar bis zu mehreren Stunden anhält

  → Kälte lindert, Wärme verschlimmert den Schmerz.

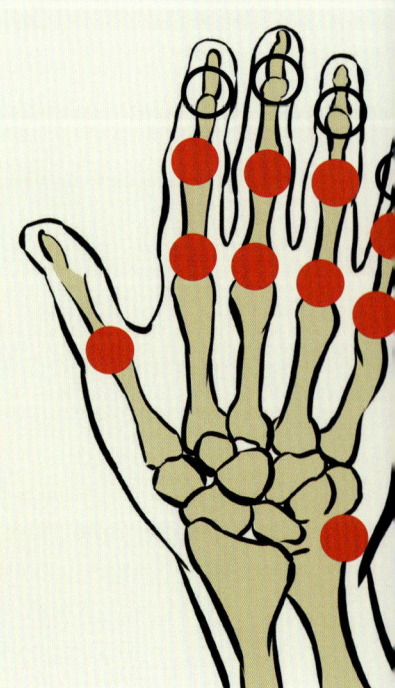

nterschied

Arthrose:

→ Durch degenerative Prozesse („Abnutzung") kommt es zu einem Umbau des Gelenks mit knöcherner Veränderung.

→ in der Folge Schädigung des Gelenkknorpels

→ Entzündungen können manchmal zwar als Komplikation auftreten, sind aber häufig nicht Ausgangspunkt der Erkrankung.

→ Wenn Finger betroffen sind (Fingerpolyarthrose), dann meist die Fingerendgelenke, manchmal auch die Mittelgelenke, selten die Grundgelenke.

→ Schwellung mit harten Knoten

→ Anlaufschmerz sowie Schmerzen bei Belastung, Ermüdungsschmerz, kein Ruheschmerz – außer bei entzündlicher Aktivierung oder hochgradiger Arthrose

→ keine Besserung im Laufe des Tages

→ Morgensteifigkeit kürzer als 30 Minuten

→ tritt meist erst ab dem 55. Lebensjahr auf, Häufigkeit nimmt mit dem Alter zu

→ Wärme lindert, Kälte verschlimmert den Schmerz (außer bei entzündlicher Aktivierung).

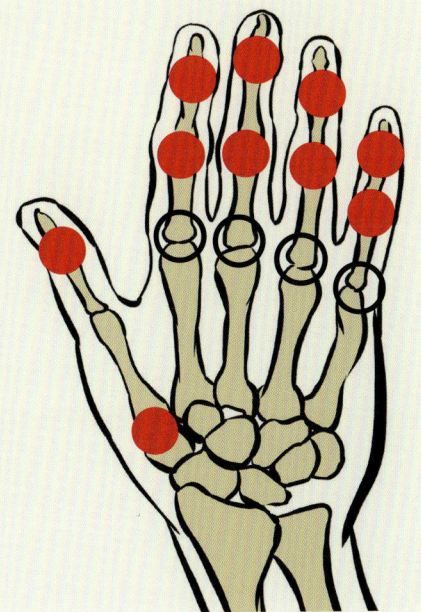

Ihre Fragen – unsere Antworten

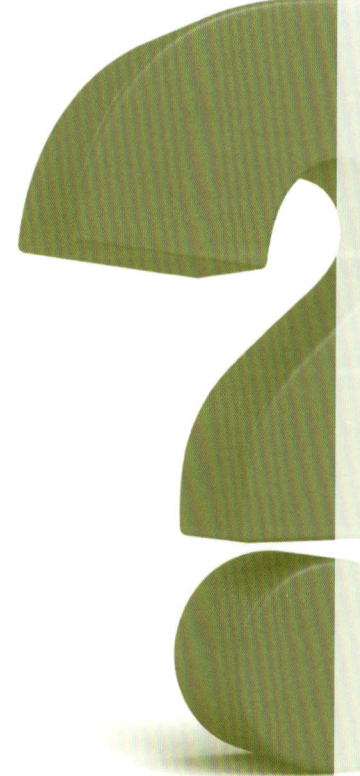

→ *Gehören zu Rheuma auch noch andere Erkrankungen außer Arthritis und Arthrose?*
Grundsätzlich zählen alle Beschwerden des Stütz- und Bewegungsapparates dazu, wenn Knochen, Gelenke, Muskeln und/oder Sehnen betroffen sind. Insgesamt sind dies rund 400 Krankheitsbilder. Die häufigsten sind Arthrose, rheumatoide Arthritis (früher: chronische Polyarthritis) und Weichteilrheuma, wie beispielsweise Sehnen- oder Schleimbeutelentzündungen.

→ *Was ist der Unterschied zwischen Arthritis und Arthrose?*
Die rheumatoide Arthritis ist eine entzündliche Erkrankung, die auf eine Fehlregulation des Immunsystems zurückzuführen ist und unbehandelt das Gelenk zerstört. Schwellungen und Knoten, die durch die Entzündung entstehen, sind teigig weich.
Der Arthrose liegt ein degenerativer Prozess („Abnützung") zugrunde. Es kommt zum Abbau von Knorpelmasse, in der Folge mangels dieser „Stoßdämpfer" zu direktem Kontakt Knochen an Knochen, was Schmerzen verursacht. Schwellungen und Knoten sind hart.

→ *Bekommen nur alte Menschen Rheuma?*
Keineswegs. Bei Arthrose steigt zwar die Häufigkeit ab der Lebensmitte stark an, viele entzündliche Formen wie die rheumatoide Arthritis beginnen jedoch schon wesentlich früher. Sogar Kinder und Jugendliche können betroffen sein.

→ *Welche Bedeutung hat Rheuma für unser Gesundheitssystem?*
Eine sehr große! Mit acht Millionen Krankenstandstagen steht Rheuma an der Spitze aller Erkrankungen. Das hat natürlich enorme Auswirkungen auf die Volkswirtschaft.

Entzündliche rheumatische Erkrankungen

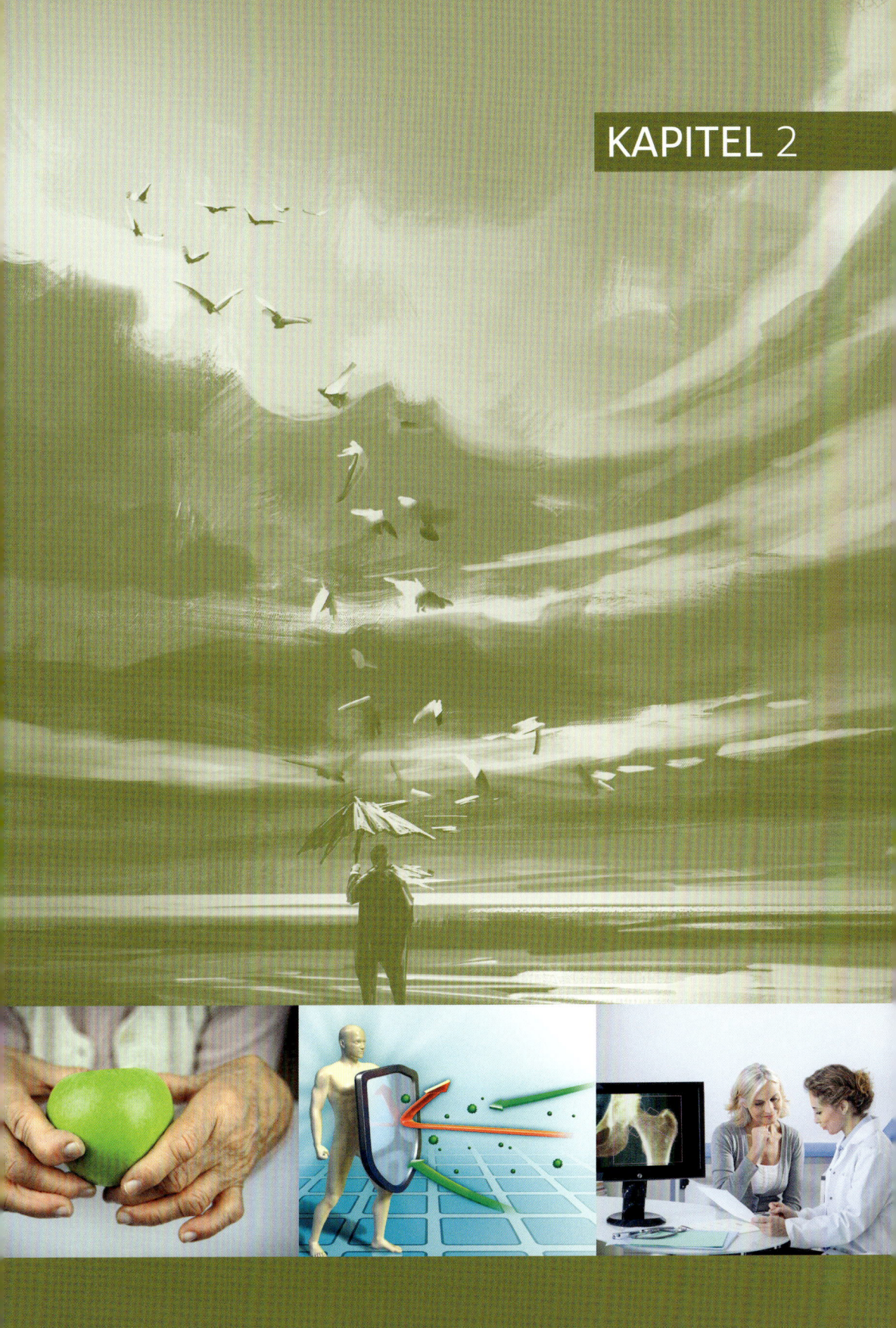

KAPITEL 2

Von Arthritis bis Kollagenosen

Durch die Krankheit bin ich zur Ruhe gekommen

*„Sicher habe ich mich gestern bei der Gartenarbeit überanstrengt",
dachte ich, als mir vor zwei Jahren in der Früh plötzlich beide Hände
so wehtaten, dass ich nicht einmal eine Kaffeetasse halten konnte. Es
waren brennende Schmerzen, so als hätte jemand kochendes Wasser
über meine Hände gegossen.*

*Im Laufe des Tages wurden die Schmerzen etwas besser, aber als ich
mir abends vor dem Ausgehen die Haare waschen wollte, fiel mir der
Duschkopf aus der Hand. Also suchte ich am nächsten Tag meinen
Hausarzt auf, der den Verdacht auf Polyarthritis äußerte und mich
nach einigen Untersuchungen an die Rheumaambulanz überwies.
Anfangs wollte ich den Verdacht auf entzündliches Rheuma nicht
wahrhaben und habe versucht, mit Schmerztabletten dagegen anzu-
gehen. Ich konnte mir einfach nicht erlauben, so krank zu sein. Ich bin
ein Mensch voller Energie, der nie still sitzen kann: Garten, Enkelkin-
der, Hausarbeit, Hund – ich war ständig auf Achse.*

*Irgendwann begannen mir dann aber auch die Füße extrem wehzu-
tun. Ich konnte vor Schmerzen kaum mehr mit dem Hund um den
Häuserblock gehen. Und da habe ich dann doch die Rheumaambulanz aufgesucht. Dort hat man mir Sulfasalazin gegeben und eine Zeit
lang zusätzlich Kortison. Langsam wurden meine Beschwerden besser und ich konnte die Dosis reduzieren. Heute geht es mir gut. Ich
kann wieder alles machen wie früher.*

*Geändert hat sich nur eines: Ich werde öfter müde und muss mich
zwischendurch ausruhen. So etwas kannte ich bisher gar nicht, aber
ich muss jetzt lernen, das zu akzeptieren. Also werde ich in Zukunft
öfter einmal abschalten, die Füße hochlegen, in Ruhe etwas lesen
und es mir einfach gemütlich machen. Viele Menschen legen ja ganz
selbstverständlich solche Pausen ein – ich habe offenbar erst einen
Grund gebraucht, um zur Ruhe zu kommen. Und es wird mir sicher
guttun.*

Gabriele, 60

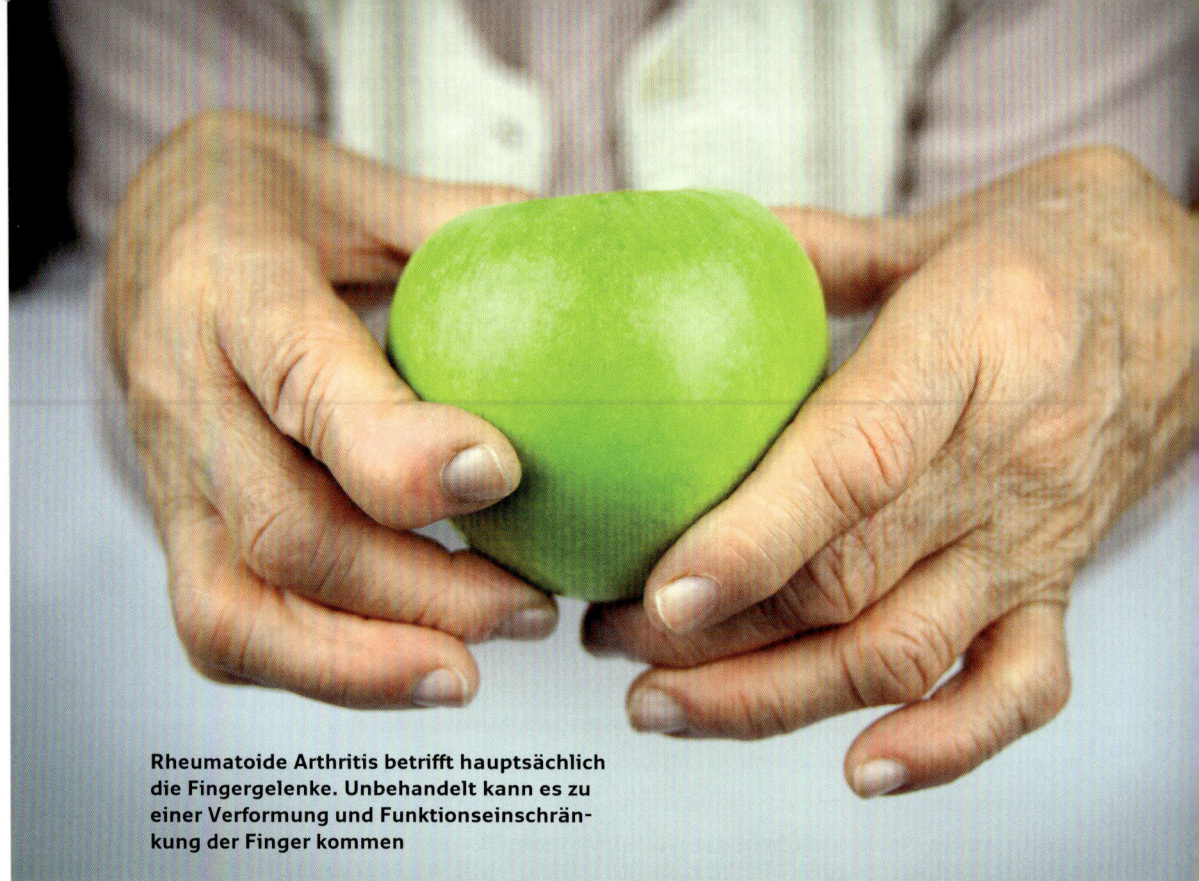

Rheumatoide Arthritis betrifft hauptsächlich die Fingergelenke. Unbehandelt kann es zu einer Verformung und Funktionseinschränkung der Finger kommen

1. Rheumatoide Arthritis (RA)

RA – was ist das?

Rheumatoide Arthritis (RA; früher „primäre chronische Polyarthritis" genannt) ist die häufigste entzündliche Gelenkerkrankung. In Österreich ist etwa 1% der Gesamtbevölkerung (rund 80.000 Personen) betroffen. Jährlich kommt es zu 2.400–4.800 Neuerkrankungen.

RA ist eine chronische, schubweise verlaufende Erkrankung, die unbehandelt zu einer irreversiblen Zerstörung von Gelenkknorpel und Knochen führen kann. Sie kann überall auftreten, in den meisten Fällen sind jedoch die Fingergelenke (mit-)betroffen. Die Krankheit kann sich auch auf innere Organe ausbreiten. Frauen sind dreimal so oft betroffen wie Männer.

Rheumatoide Arthritis ist keine „Alterskrankheit", wie oft fälschlicherweise angenommen wird, sondern trifft viele Patienten mitten in einem aktiven Leben. Man beobachtet zwei Altersgipfel: Besonders oft manifestiert sich die Erkrankung rund um das 40. Lebensjahr sowie mit etwa 60 Jahren.

Ursachen und Risikofaktoren

Wie entsteht die Krankheit?

Die Ursachen dieser Gelenkerkrankung sind nicht vollständig geklärt. In jedem Fall besteht eine Fehlregulation des Immunsystems. Abwehrzellen, die „Eindringlinge" wie Keime bekämpfen sollten, richten sich gegen körpereigenes Gewebe. Die fehlgesteuerten Immunzellen bilden Antikörper. Außerdem werden entzündungsfördernde Botenstoffe (Zytokine) freigesetzt.

Wissen in Kürze:

Zytokine sind Botenstoffe des Immunsystems, mit deren Hilfe insbesondere Immunzellen untereinander kommunizieren können und die maßgeblich zu einer Entzündung beitragen. Zu den bekanntesten entzündungsfördernden (proinflammatorischen) Zytokinen gehören TNF-alpha (Tumor-Nekrose-Faktor alpha), Interleukin-1 und Interleukin-6.

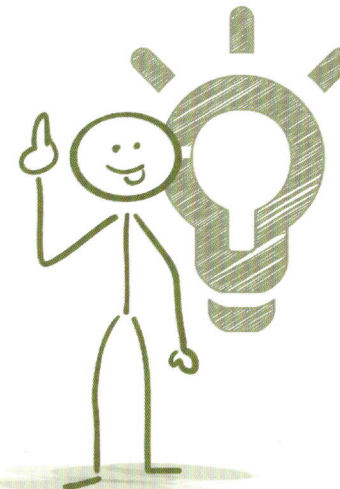

Unter dem Einfluss dieser Botenstoffe produziert die Gelenkinnenhaut entzündlich veränderte Gelenkschmiere. Das Gelenk,
in dem sich Flüssigkeit und Entzündungsstoffe sammeln, schwillt
an, es kann zu Überwärmung und auch Rötung kommen.

Wird dieser Prozess nicht durch entsprechende Medikamente
gestoppt, ist eine chronische Entzündung die Folge. Knorpelgewebe und der darunterliegende Knochen können angegriffen werden, Fresszellen zerstören häufig Gelenkknorpel und
Knochen.

Vererbung plus zusätzliche Faktoren =
rheumatoide Arthritis

Wodurch die Fehlregulation des Immunsystems zustande
kommt, weiß man nicht genau. Fest steht jedenfalls ein Zusammenspiel von erblicher Veranlagung (genetische Disposition) und auslösenden Faktoren.

Es haben aber weder alle Patienten die gleiche genetische Disposition, noch bedeutet das, dass die Krankheit bei jedem
Menschen, der diese Veranlagung hat, auch ausbricht. Denn zusätzlich zur Vererbung spielen Umwelteinflüsse und Lebensge-
wohnheiten eine erhebliche Rolle.

Obwohl man letztlich nicht weiß, wie es zur Erkrankung kommt
und warum diese sich in den Gelenken manifestiert, kennt
man Faktoren, die daran beteiligt sind. Sie treten bei Betroffenen nämlich sehr gehäuft auf:

→ *Rheumafaktor* und *Anti-CCP*
  → Im Blut der meisten Patienten mit RA ist der sogenannte
  Rheumafaktor nachweisbar. Allerdings ist der Test nicht
  bei allen Betroffenen positiv und auch bei Vorhandensein
  des Rheumafaktors entwickelt sich die Krankheit nicht
  immer (siehe dazu auch *Seite 47*).

→ Bei **Anti-CCP** (Antikörper gegen citrullinierte Proteine) handelt es sich um sogenannte Autoantikörper, die gegen umgewandelte (citrullinierte) Eiweiße gerichtet sind (siehe *Seite 48)*.
Sie spielen eine derzeit noch ungeklärte Rolle in der Entstehung der Krankheit, doch ist ihr Vorhandensein im Blut ein klarer Hinweis für das Vorliegen einer RA. Auch deren Prognose kann damit bestimmt werden. Andererseits gibt es aber auch Menschen, die Antikörper-positiv sind und die Erkrankung nicht bekommen.

→ **Rauchen:** Erst seit einigen Jahren ist bekannt, dass Rauchen zu einer Citrullinierung von Eiweißen in der Lunge führt. Rauchen gilt als einziger gravierender Risikofaktor, der durch den Lebensstil beeinflusst werden kann.

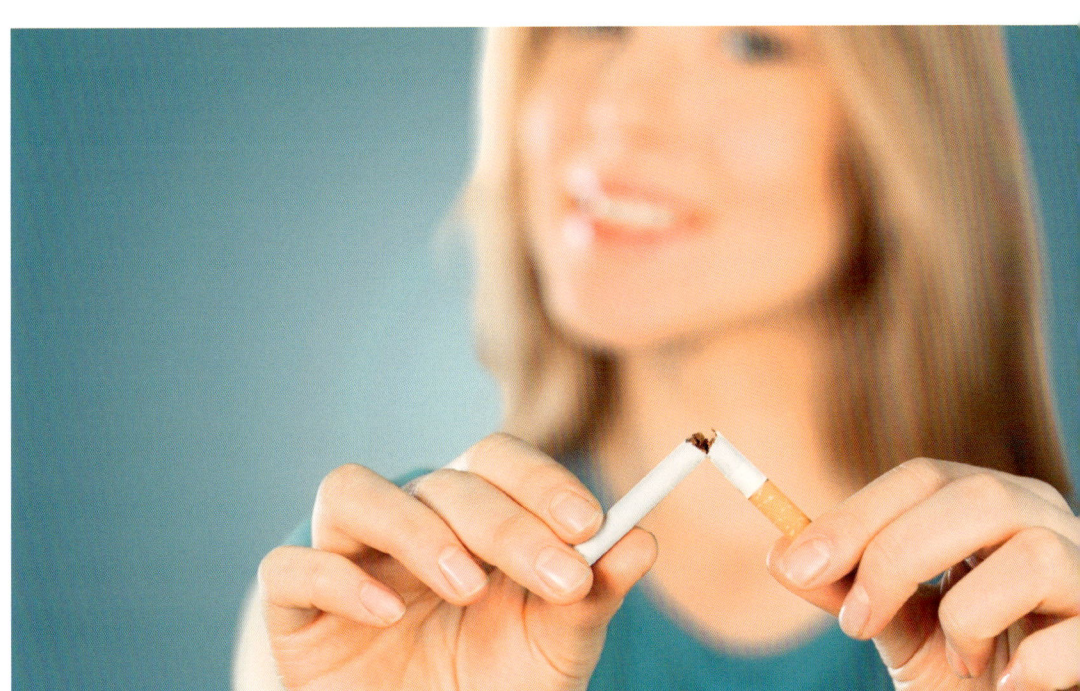

Rauchen stellt einen Risikofaktor für rheumatoide Arthritis dar

→ Vorangegangene **Parodontitis:** Man konnte beobachten, dass bei vielen Patienten mit rheumatoider Arthritis dem Ausbruch der Krankheit eine Parodontitis (Entzündung des Zahnfleisches und des Zahnhalteapparats) vorangegangen ist. Einige Keime, die Parodontitis auslösen, werden derzeit als mitverursachend für die Entstehung einer RA diskutiert.

→ **Zusammensetzung der Darmflora:** Wie wir heute wissen, hat die individuelle Zusammensetzung der Darmflora auf manche gesundheitlichen Störungen einen gewissen Einfluss. Nun wird auch untersucht, inwieweit diese Zusammensetzung bei der rheumatoiden Arthritis eine Rolle spielen könnte.

→ **Lebensumstände:** Menschen, die in Mittel- oder Nordeuropa leben, erkranken statistisch gesehen häufiger an RA als Menschen in südlichen Ländern. Wir wissen, dass neben Zigarettenrauchen auch Übergewicht einen negativen Einfluss haben kann, mediterrane Kost hingegen den Verlauf der Erkrankung günstig beeinflussen kann.

Mediterrane Kost ist empfehlenswert

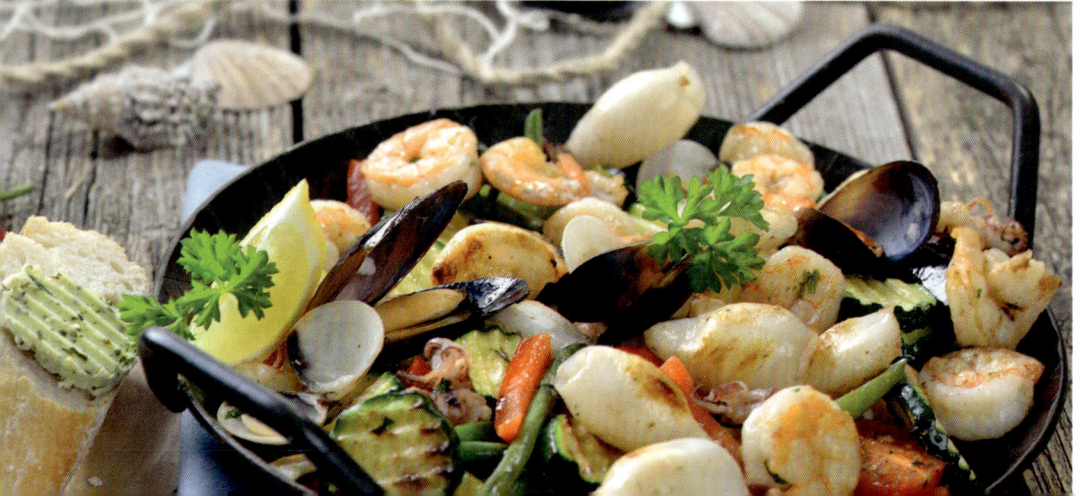

*Früher Behandlungsbeginn kann
die Krankheit stoppen*

Kann man Arthritis vorbeugen?

Man kann zwar den Risikofaktor Rauchen durch sofortigen Rauchstopp ausschalten und die Ernährung auf mediterrane Kost umstellen, aber andere Faktoren und die genetische Vorbelastung sind nicht beeinflussbar. Eine echte Vorbeugung ist also nicht möglich, allerdings lassen sich durch einen frühen Behandlungsbeginn bleibende Schäden verhindern. Die Früherkennung spielt daher eine ganz wesentliche Rolle.

Dauern Gelenkschmerzen länger als sechs Wochen an, sollte man möglichst rasch einen Arzt aufsuchen, um frühzeitig eine Diagnose zu erhalten und mit der Behandlung beginnen zu können. Denn in der Therapie hat sich sehr viel verändert, sodass man den Patienten heute helfen und die Krankheit zum Stillstand bringen kann.

Symptome

Charakteristisch für rheumatoide Arthritis ist, dass sie an mehreren Gelenken gleichzeitig und symmetrisch auftritt, und zwar am häufigsten an den Gelenken der Hand bzw. der Finger und der Zehen sowie an den Sprunggelenken.
Bei den Händen können Handgelenk, Fingergrund- und -mittelgelenk betroffen sein. Jedoch niemals das Fingerendgelenk wie bei der Arthrose! Bei den Zehen sind es ebenfalls die Grund- und Mittelgelenke, die wehtun und anschwellen.

Anzeichen einer rheumatoiden Arthritis:

→ über Wochen andauernde Schmerzen an den betroffenen Gelenken, vor allem schmerzhaft auf Druck
→ teigig-weiche Schwellung
→ Morgensteifigkeit, die länger als 60 Minuten (manchmal auch mehrere Stunden) anhält; es ist kaum möglich, die Hand zu einer Faust zu schließen.
→ Schmerzen während der Nacht, denn zwischen 2 und 4 Uhr früh ist die Entzündungsaktivität am höchsten

Das geschwollene Gelenk

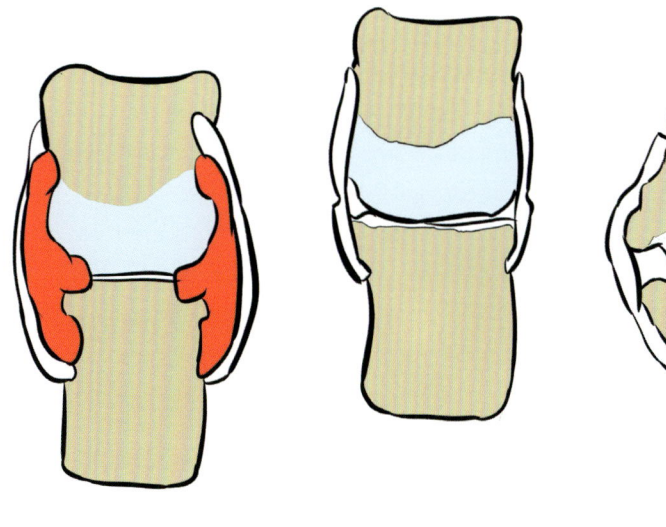

Weiche Schwellung
bei Entzündungen

Harte Schwellung
bei Arthrose

→ Die Beschwerden werden im Laufe des Tages besser.
→ Kälte lindert, Wärme verschlimmert typischerweise die
Schmerzen.

Neben diesen spezifischen Warnzeichen gibt es Allgemein-
symptome, welche die Krankheit ankündigen können. Dazu
zählen abnorme Müdigkeit und Leistungsabfall sowie ein star-
kes Krankheitsgefühl.
Diese Symptome unterscheiden sich klar von den Anzeichen
einer Arthrose, mit der Arthritis häufig verwechselt wird. Näheres zu den Unterschieden lesen Sie auf *Seite 24/25.*

Wie entwickelt sich die Krankheit?

RA entwickelt sich langsam über Jahre und verläuft meist schubweise. Sie schreitet nicht bei allen Patienten nach dem gleichen Schema fort. Bei manchen Betroffenen sind ständige Beschwerden vorhanden; bei anderen treten Pausen mit völliger Beschwerdefreiheit ein, irgendwann wird die Entzündung dann wieder aktiv und es kommt zu einem „Schub" mit den entsprechenden Symptomen.

Doch Vorsicht! Das (vorübergehende) Fehlen äußerer Entzündungszeichen während einer „Pause" bedeutet nicht, dass die Krankheit zum Stillstand gekommen ist. Im Gegenteil: Unbehandelt kann sie ihr zerstörerisches Werk fortsetzen!

Bei zwei Drittel der Patienten mit bleibenden Schäden kommt es schon in den ersten beiden Krankheitsjahren zu irreversiblen Zerstörungen in den Gelenken!

Viele Patienten machen den Fehler, die Krankheit anfangs nicht wahrhaben zu wollen, und helfen sich nur mit Schmerzmitteln, anstatt sich beim Arzt einer umfassenden Untersuchung zu unterziehen. Das ist gefährlich! Denn ohne Therapie breitet sich die chronische Entzündung auf mehr und mehr Gelenke aus, oft auch auf Gefäße und innere Organe.

Unbehandelte rheumatoide Arthritis kostet Lebensjahre! Der frühzeitige Besuch beim Arzt kann hingegen Ihr Leben verlängern.

Diagnose

Es ist enorm wichtig, die Krankheit rasch zu diagnostizieren, um weitere Schäden zu vermeiden. Denn je früher die Therapie einsetzt, umso weniger Gelenke sind bereits zerstört. Vorhandene Schäden lassen sich nämlich nicht rückgängig machen, doch kann man das Fortschreiten verhindern und die Krankheit zum Stillstand bringen.

Erster Ansprechpartner ist der Hausarzt

An welchen Arzt soll ich mich wenden?

Wenn Sie länger als sechs Wochen unter Gelenkschmerzen leiden oder eine Gelenkschwellung bemerken, sollten Sie zunächst rasch Ihren **Hausarzt** aufsuchen. Denn Schwellungen müssen in jedem Fall abgeklärt werden. Er kann durch Befragung und klinische Untersuchung (Abtasten) bereits differenzieren, ob es sich um eine entzündliche oder eine degenerative Erkrankung handelt. (Zu den Unterschieden zwischen Arthritis und Arthrose lesen Sie Näheres auf *Seite 24/25.)*

Bei Verdacht auf rheumatoide Arthritis wird Ihr praktischer Arzt Sie weiter zu einem **Facharzt für Rheumatologie** oder an eine **Rheumaambulanz** überweisen. Vom Facharzt wird dann die Diagnose gestellt und es werden andere Erkrankungen mit einem ähnlichen Erscheinungsbild ausgeschlossen – man nennt das Differenzialdiagnose. So können etwa Paroviren, die Erreger von Ringelröteln, ähnliche Symptome hervorrufen. Auch Kollagenosen *(Seite 108)* und reaktive Gelenkentzündungen *(Seite 88)* müssen ausgeschlossen werden.

Steht die Diagnose „Rheumatoide Arthritis" fest, wird die Therapie festgelegt und eingeleitet. Sie bleiben so lange unter der Obhut des Facharztes, bis sich herausstellt, ob Sie auf die verordnete Behandlung ansprechen.

Ist dies der Fall, so können Sie zur weiteren Betreuung, Überwachung der Therapie und für Zwischenuntersuchungen zum *Allgemeinmediziner* zurückkehren, der sich auch mit eventuellen Nebenwirkungen befasst. Kontrollen beim Facharzt sind bei gut wirksamer Therapie aber in jedem Fall alle drei bis sechs Monate erforderlich.

Ihre Ansprechpartner:
1. Ihr Hausarzt für eine erste Abklärung. Bei Verdacht auf RA weiter ...
2. ... zum Facharzt für Rheumatologie oder in eine Rheumaambulanz, wo die Diagnose gestellt und die Therapie eingeleitet wird. Bei gutem Ansprechen ...
3. ... zurück zum Hausarzt zur weiteren Betreuung und Überwachung der Behandlung.

Der Krankheit auf der Spur

Sie sind nun also beim Facharzt gelandet. Was macht er, um herauszufinden, ob Sie tatsächlich unter rheumatoider Arthritis leiden?

→ Anamnese

Der Arzt wird sich zunächst ein Bild von Ihrem Gesundheitszustand und Ihren Beschwerden machen. Das bedeutet, er befragt Sie zu Ihren Schmerzen und der Bewegungseinschränkung, wann diese auftreten, wie lange sie andauern, welche Krankheiten Sie bereits hatten und vieles mehr. Darauf können Sie sich bereits zu Hause vorbereiten, indem Sie Zeitpunkt, Umstände und Art der Beschwerden notieren.

→ Klinische Untersuchung

Dabei tastet der Arzt Ihre Gelenke und Schwellungen ab, prüft deren Beweglichkeit, stellt fest, wie sie auf Druck reagieren, etc.

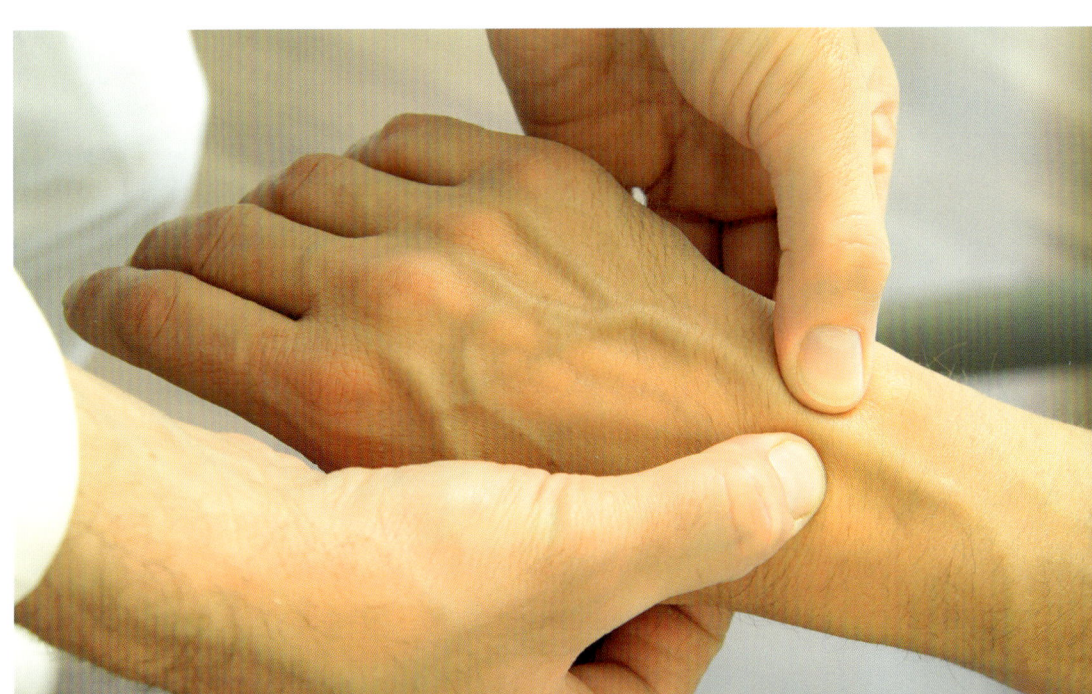

Bildgebung und Labor bringen Klarheit

→ **Bildgebende Verfahren**

Für die Diagnose von Bedeutung sind Röntgen, Ultraschall und Magnetresonanztomografie (MRT), ergänzend ist eine Knochendichtemessung sinnvoll.

→ *Röntgen*

Bei Verdacht auf oder bei gesicherter RA sind Röntgenaufnahmen der Vorfüße, Hände und Handgelenke und eventuell der Halswirbelsäule erforderlich, da hier strukturelle Zerstörungen der Knochen gut sichtbar dargestellt werden. Mitunter kann man sogar regelrecht durch Fresszellen verursachte Löcher in den Knochen beobachten.

→ *Ultraschall*

Wird meist als Ergänzung zum Röntgen eingesetzt, wenn Unsicherheit bei der Diagnose besteht. Mithilfe von hochauflösendem Ultraschall können Entzündungen der Gelenkinnenhaut nachgewiesen und betroffene Bereiche genau lokalisiert werden. Zudem können begleitende Sehnenscheidenentzündungen erkannt werden.

→ *Magnetresonanztomografie (MRT)*

Die MRT ermöglicht u.a. die Darstellung von Gelenkergüssen und Knochenzerstörungen. Als primäre Untersuchungsmethode kommt die MRT hauptsächlich bei fraglichen Befunden zum Einsatz sowie bei Frühformen mit noch unauffälligem Röntgen.

→ *Knochendichtemessung*

Diese Untersuchungsmethode dient zwar nicht der Erstdiagnose einer rheumatoiden Arthritis, gibt aber Aufschluss über den Knochenmineralgehalt, der bei RA-Patienten häufig rascher abnimmt als bei gesunden Menschen.

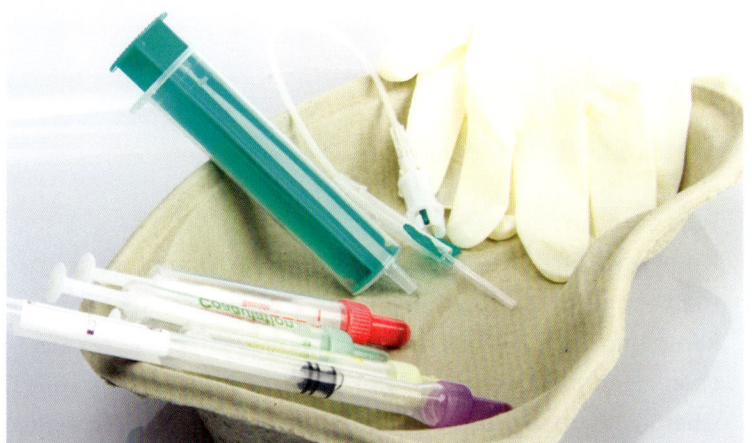

**Blutwerte können über das Vorliegen einer RA
zusätzlich Auskunft geben**

→ **Laboruntersuchungen**

Laboruntersuchungen liefern hilfreiche Zusatzbefunde in der Diagnosefindung. Die wichtigsten Blutwerte, die über ein Entzündungsgeschehen im Körper bzw. über das Vorliegen einer rheumatoiden Arthritis Auskunft geben können, sind CRP und Blutsenkung sowie krankheitsspezifische Laborwerte: Rheumafaktor (RF) und Antikörper gegen citrullinierte Peptide (Anti-CCP-Antikörper), die man bei den meisten Patienten mit RA im Blut findet.

→ *Rheumafaktoren* sind Antikörper, die gegen andere Antikörper gerichtet sind. Es gibt mehrere Typen von Rheumafaktoren. Für die Diagnose einer RA ist der Nachweis des Rheumafaktors vom Typ IgM entscheidend.

Findet man bei typischen Beschwerden im Blut einen erhöhten Rheumafaktor-Wert, so kann dies die Diagnose einer RA untermauern. Allerdings ist ein hoher Rheumafaktor bei Fehlen weiterer Beschwerden kein Hinweis auf die Krankheit. Bei 5–10% aller gesunden Menschen (v.a. bei Älteren) ist der Rheumafaktor erhöht.

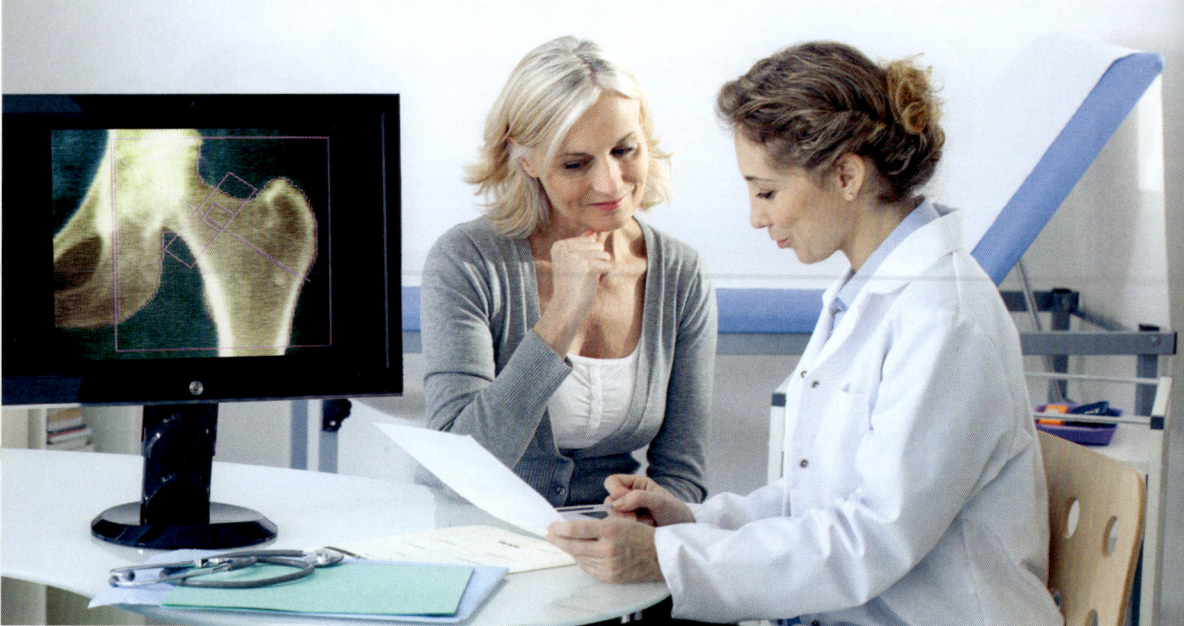

Die Therapie wird vom Facharzt für Rheumatologie festgelegt, der Hausarzt begleitet die weitere Behandlung

Wer spielt welche Rolle in der Behandlung?

In die Therapie sind Hausärzte, Rheumatologen, bei Bedarf auch Chirurgen sowie Physio- und Ergotherapeuten eingebunden. Wie bereits im Kapitel „Diagnose" erwähnt, wird die Therapie vom **Facharzt für Rheumatologie** festgelegt. Danach beobachtet man den Patienten noch eine Zeit lang, um zu sehen, ob er auf die Behandlung reagiert. Tritt keine Besserung ein oder verträgt er das Medikament nicht, wird die Medikation umgestellt. Spricht der Patient jedoch gut auf die verordneten Medikamente an, so wird er zurück an den **Hausarzt** verwiesen, der ihn während der weiteren Behandlung begleitet.

Anfangs sind noch engmaschige Kontrollen durch den Facharzt nötig, später nur noch alle drei bis sechs Monate.

Physiotherapeuten und **Ergotherapeuten** ergänzen die Behandlung bzw. betreuen den Patienten unter anderem auch während einer Rehabilitation (siehe *Seite 221*) sehr intensiv. Sie helfen Betroffenen, trotz mancher körperlicher Einschränkungen mit dem Alltag eigenständig zurechtzukommen und möglichst viel an Beweglichkeit der Gelenke zu erhalten.

Medikamentöse Therapie

Folgende Arzneimittel stehen zur Behandlung der rheumatoiden Arthritis zur Verfügung:

→ Basistherapie

→ Glukokortikoide („Kortison")

→ nicht-steroidale Antirheumatika (NSAR)

→ **Konventionelle synthetische DMARDs als Basismedikamente**

DMARDs (Disease Modifying Antirheumatic Drugs) sind Medikamente, die die Krankheit grundsätzlich beeinflussen können. Sie sollen den Entzündungsprozess und damit die Zerstörung der Gelenke hemmen. Ihre Wirkung tritt verzögert ein, daher werden sie anfangs mit schnell wirkendem Kortison kombiniert.

Der wichtigste Vertreter dieser Medikamentengruppe ist **Methotrexat.** Dieses Medikament wurde zwar schon in den 1950er-Jahren entwickelt, allerdings führte es neben dem damals als „Wunderwaffe" gegen RA neu entdeckten Kortison jahrzehntelang ein Schattendasein. Erst in den 1980er-Jahren erlangte es einen zentralen Stellenwert und ist heute der Goldstandard in der RA-Therapie.

Reicht ein DMARD als Monotherapie nicht aus, um den Krankheitsprozess zu stoppen, oder wird es nicht vertragen, kann man auf ein anderes Medikament dieser Gruppe wechseln (selten auch in Kombination): **Leflunomid** oder **Sulfasalazin.**

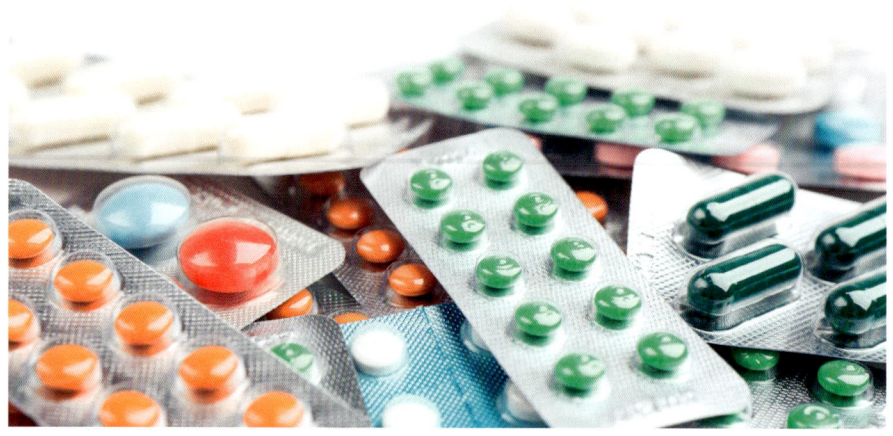

→ **Biologika als Basismedikamente**

„Biologika" sind biotechnologisch hergestellte Antikörper, die gezielt in die Vorgänge des Körpers eingreifen, wichtige Bereiche im Entzündungsablauf neutralisieren und Entzündungszellen gezielt ausschalten. Die Reaktion des Immunsystems gegen körpereigene Substanzen kann damit unterdrückt werden. Biologika stellen einen Meilenstein in der Behandlung rheumatischer Erkrankungen dar.
Bei unzureichendem Ansprechen auf die synthetischen DMARDs kombiniert man diese mit Biologika.

Für die Therapie der rheumatoiden Arthritis stehen heute neun verschiedene Biologika zur Verfügung:

→ **TNF-Blocker:** blockieren den entzündungsfördernden Botenstoff TNF-alpha (Tumor-Nekrose-Faktor alpha). In dieser Medikamentengruppe zugelassene Substanzen:
  → Infliximab
  → Etanercept
  → Adalimumab
  → Golimumab
  → Certolizumab

→ **Co-Stimulationsblocker:** hemmen die zusätzliche Stimulation von T-Zellen. Zugelassene Substanz:
  → Abatacept

→ **IL-6-Antagonisten:** hemmen den entzündungsfördernden
Botenstoff Interleukin-6. Zugelassene Substanz:
  → Tocilizumab

→ **CD20-Antikörper:** binden an Zellen, die einen sogenannten
CD20-Marker auf ihrer Oberfläche tragen, und aktivieren die
körpereigene Abwehr gegen diese CD20-tragenden Zellen
(B-Zellen). Zugelassene Substanz:
  → Rituximab

→ **IL-1-Antagonisten:** blockierent den entzündungsfördernden Botenstoff Interleukin-1. Zugelassene Substanz:
  → Anakinra

Je nach Ansprechen auf die Therapie kann man diese Biologika auch untereinander austauschen.

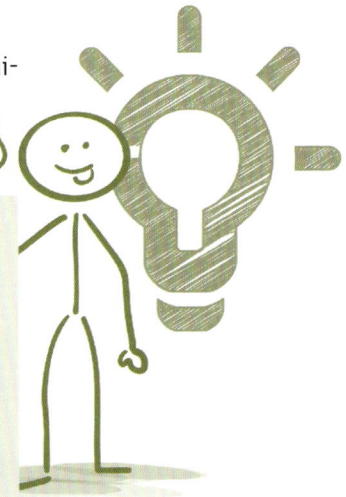

Wissen in Kürze:

T-Zellen sind eine Untergruppe der weißen Blutkörperchen.
Sie heißen T-Zellen („T" im Sinne von Thymus), weil sie im
Kindesalter unter dem Einfluss der Thymusdrüse (Teil des
Immunsystems) heranreifen. T-Zellen spielen in der Abwehr
verschiedener krankhafter Prozesse eine wichtige Rolle.
Richtet sich die Abwehr jedoch gegen körpereigenes Gewe-
be, so wirkt sich eine Stimulation dieser Abwehrzellen un-
günstig aus

Die Therapie auf einen Blick:

1. Basistherapie mit **Methotrexat** aus der Gruppe der DMARDs; bis zum Einsetzen der Wirkung eventuell zusätzlich **Kortison,** das nach sechs Wochen ausgeschlichen wird

2. Bei Nichtansprechen oder Unverträglichkeit Umstieg auf (oder zusätzliche Gabe von) **Leflunomid** oder **Sulfasalazin** aus der Gruppe der DMARDs; bei aggressivem Verlauf Kombination mit einem **Biologikum**

3. Bei Versagen dieser Therapie **Wechsel zu einem anderen Biologikum**

Genaueres über diese Medikamente und ihre Wirkmechanismen können Sie im Kapitel „Medizinische Rheumatherapie" ab Seite 236 nachlesen.

→ **Glukokortikoide**

Sie zählen zu den Steroidhormonen, deren bekanntester Vertreter das **Kortison** ist. Diese Hormone sind lebenswichtig, steuern im Körper zahlreiche Funktionen und werden in der Nebennierenrinde gebildet. Sie haben eine ausgeprägte entzündungshemmende Wirkung und wurden in der Vergangenheit quasi als „Wundermittel" bei vielen Erkrankungen eingesetzt.

Tatsächlich ist ihre Wirkung phänomenal, sie können auch die Krankheitsaktivität beeinflussen. Allerdings kennt man inzwischen die zahlreichen Nebenwirkungen, die bei einer hochdosierten Dauertherapie auftreten können.

Daher kommt Kortison heute in der RA-Behandlung auf folgende Weise zum Einsatz:

→ *am Anfang einer Basistherapie* in Kombination mit dieser, um den Zeitraum bis zum Einsetzen der Wirkung der Basistherapie zu überbrücken. Denn Kortison wirkt sofort, der therapeutische Effekt der Basismedikamente beginnt erst nach etwa dreimonatiger Einnahme. Meist wird die Kortisondosis schon nach sechs Wochen schrittweise verringert.

Kommt es nach dem endgültigen Absetzen des Kortisons zu einem Rückfall, ist das ein Zeichen, dass die Basistherapie nicht ausreichend wirkt.

→ *bei akuten Krankheitsschüben* für kurze Zeit

→ **Nicht-steroidale Antirheumatika (NSAR)**

Dabei handelt es sich um schmerzstillende Medikamente, die wegen ihrer abschwellenden und entzündungshemmenden Eigenschaften lange Zeit ein wichtiger Bestandteil der Rheumatherapie waren. Allerdings können NSAR bei langfristiger Einnahme Nebenwirkungen im Magen-Darm-Trakt bis hin zu Blutungen, aber auch Nierenfunktionseinschränkungen, Blutdruckanstieg und Leberstörungen verursachen. Auch das Risiko für koronare Herzkrankheiten erhöht sich.

Da NSAR nur die Schmerzen bekämpfen, die zerstörerischen Fresszellen jedoch nicht aufhalten können, kommen sie heute angesichts neuer effektiverer Medikamente nur noch selten zum Einsatz: zur anfänglichen Schmerzbekämpfung, bis die Basistherapeutika wirken, sowie fallweise zusätzlich gegen Schmerzen.

Operation als Therapie

Da heute äußerst wirksame Medikamente zur Verfügung stehen, besteht bei rheumatoider Arthritis seltener als früher die
Notwendigkeit für operative Maßnahmen. Diese ist dann gegeben, wenn durch späten Therapiebeginn oder fehlendes Ansprechen eine aufgrund der Gelenkzerstörung entstandene
Fehlstellung nicht rechtzeitig aufgehalten werden konnte oder
wenn das Gelenk instabil geworden ist.

Selbsthilfemaßnahmen

„Schön, dass es höchst wirksame Medikamente gibt. Aber kann
ich selbst gar nichts zur Behandlung beitragen?", werden sich
jetzt viele Patienten fragen. Doch, Sie können mit Ihrer Lebensweise die medikamentöse Therapie wirksam unterstützen:
→ Sorgen Sie für ausreichenden Impfschutz. Da der rheumatoiden Arthritis eine Störung des Immunsystems zugrunde
  liegt, sind Betroffene besonders infektionsgefährdet.
→ Allerdings keine Lebendimpfung während einer Behandlung
  mit Basismedikamenten!
→ Ernähren Sie sich ausgewogen, vorzugsweise mit mediterra-
  ner Kost. Diese hat nachweislich einen positiven Einfluss.
→ Vermeiden Sie Übergewicht. Je mehr Kilos Sie mit sich herum-
  schleppen, desto größer ist die Belastung für Ihre Gelenke.

**RA-Patienten sind
infektionsgefährdet.
Daher unbedingt für
ausreichenden
Impfschutz sorgen!**

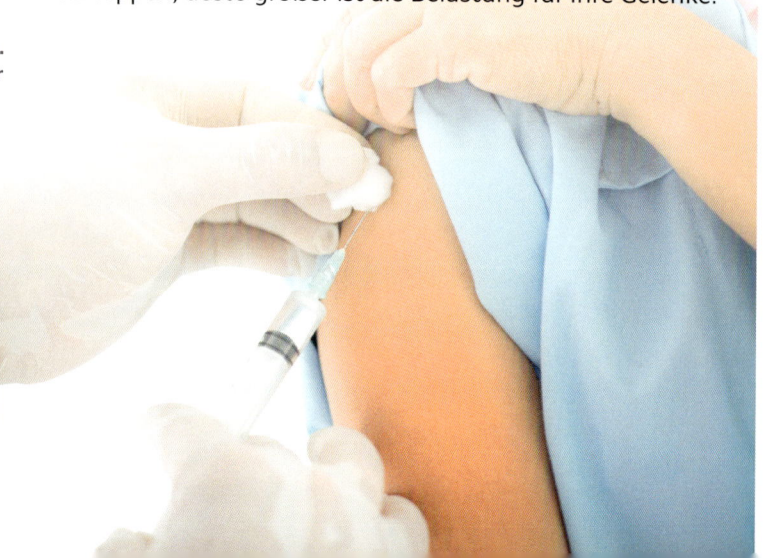

→ Ergänzen Sie Ihre Ernährung mit Vitamin D und Kalzium. Beides stärkt die Knochen, Vitamin D wirkt darüber hinaus entzündungshemmend.

→ Hören Sie mit dem Rauchen auf. Denn Rauchen ist einer der wenigen Risikofaktoren, den man beeinflussen kann. Nützen Sie diese Chance!

→ Bewegen Sie sich, soweit es Ihnen möglich ist. Einerseits erhalten Sie sich damit Ihre Gelenkigkeit und Muskelkraft, andererseits kann man mit Bewegung die Entzündung bis zu einem gewissen Grad bremsen und die Schmerzen reduzieren. Bei regelmäßiger Bewegung produzieren Muskelzellen Botenstoffe, welche die Aktivierung von Entzündungsmediatoren hemmen. Dieser Effekt stellt sich sowohl bei Kraft- als auch bei Ausdauertraining ein. Wie stark die entzündungshemmende Wirkung ist, hängt von Dauer, Intensität und Art der Bewegung ab.

→ Empfehlenswert sind fließende Bewegungsabläufe; einseitige Belastungen und ruckartige Bewegungen bitte vermeiden. Daher eignen sich Sportarten wie Schwimmen, Radfahren oder Nordic Walking auf weichem Boden sehr gut.

→ Achten Sie im Alltag auf gelenkschonende Maßnahmen, die Sie in der Ergotherapie erlernen. Dafür stehen auch zahlreiche Hilfsmittel zur Verfügung.

Die ergänzenden Behandlungsmaßnahmen Physiotherapie und Ergotherapie werden ausführlich im Kapitel „Rehabilitation" ab Seite 221 dargestellt. Näheres über Sport bei Rheuma lesen Sie im Kapitel „Leben mit Rheuma" ab Seite 253.

Ihre Fragen – unsere Antworten

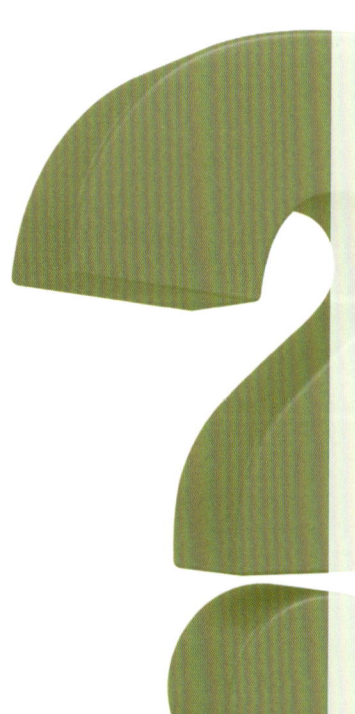

→ *Wie kommt es zu rheumatoider Arthritis? Warum hat es gerade mich erwischt?*

Eine wesentliche Rolle bei dieser entzündlichen Gelenkerkrankung spielt die Vererbung. Doch nicht jeder Mensch mit der genetischen Veranlagung erkrankt auch tatsächlich an RA. Für den Ausbruch der Krankheit spielen nämlich noch zusätzliche Faktoren eine Rolle, die man aber nicht alle kennt. Gesichert ist jedenfalls, dass Rauchen einen Risikofaktor darstellt. Auch sind Frauen dreimal so oft betroffen wie Männer. Warum das so ist, weiß man jedoch nicht.

→ *Sind immer die Finger betroffen?*

Hand- und Fingergelenke sind sehr häufig betroffen. Allerdings können sich die Entzündungen an allen Gelenken und auch in Organen manifestieren. Damit sich die Krankheit gar nicht ausbreiten kann, ist eine frühzeitige Behandlung von größter Bedeutung.

→ *Wie erkenne ich, dass ich rheumatoide Arthritis habe?*

Neben Allgemeinsymptomen wie Abgeschlagenheit und generellem Krankheitsgefühl stehen vor allem Schmerzen an den betroffenen Gelenken und Schwellungen im Vordergrund. Typisch für die Krankheit sind teigig-weiche Schwellungen, Morgensteifigkeit, die länger als eine Stunde anhält, und Schmerzen während der Nacht oder frühmorgens.

→ *Wann muss ich einen Arzt aufsuchen und welchen?*

Sofort! Jede Gelenkschwellung gehört rasch zum Arzt. Erster Ansprechpartner ist Ihr Hausarzt, der Sie bei Verdacht auf eine entzündliche Gelenkerkrankung zum Facharzt für Rheumatologie bzw. an eine Rheumaambulanz überweisen wird. Fachärzte stellen dann die endgültige Diagnose und legen die Behandlung fest. Danach kehren Sie zur weiteren Betreuung und Überwachung der Therapie wieder zum Hausarzt zurück.

→ *Bedeutet ein hoher Rheumafaktor, dass ich rheumatoide Arthritis habe?*
Wenn dies im Rahmen einer Routineblutuntersuchung festgestellt wird und Sie keine Beschwerden haben, ist ein erhöhter Rheumafaktor meist belanglos. Vor allem bei älteren Menschen ist er oft erhöht.
Bestehen jedoch typische Beschwerden, so kann ein erhöhter Rheumafaktor die Diagnose untermauern. Findet man zusätzlich sogenannte Anti-CCP-Antikörper im Blut, so ist eine (zukünftige) RA sehr wahrscheinlich. Der Facharzt wird dann weitere Untersuchungen, wie Röntgen, Ultraschall oder MRT, vornehmen.

→ *Kann man die Krankheit heilen?*
Nein. Die gute Nachricht: Man kann sie mit Medikamenten fast immer zum Stillstand bringen. Bereits vorhandene Gelenkzerstörungen können zwar nicht rückgängig gemacht werden, aber es ist möglich, weitere Gelenkschäden zu verhindern sowie den Entzündungsprozess und damit auch die Schmerzen zu stoppen.

→ *In der Rheumaambulanz hat man mir Methotrexat verschrieben. Warum bekomme ich nicht eines der modernen Biologika, die ja so fantastisch wirken sollen?*
Methotrexat ist ein höchst wirksames, einfach anzuwendendes und gut verträgliches Rheumamedikament. Es stellt nach wie vor den Goldstandard in der Behandlung dar. Nur wenn dieses Medikament und andere aus derselben Gruppe nicht wirken, kombiniert man die Behandlung mit einem Biologikum, das dann als Spritze oder Infusion verabreicht werden muss.

→ *Muss ich mich körperlich schonen, wenn ich an RA leide?*
Während eines Krankheitsschubes sollte man sich natürlich nicht überanstrengen. Außerdem ist es wichtig, im Alltag, bei der Hausarbeit etc. auf gelenkschonende Maßnahmen zu achten und ruckartige Bewegungen zu vermeiden.
Hingegen wirken sich regelmäßige körperliche Betätigung mit fließenden Bewegungsformen, wie z.B. Schwimmen, Radfahren oder Nordic Walking, äußerst günstig aus. Die Beanspruchung der Muskeln wirkt selbst wie ein Medikament und mindert nachweislich die Entzündungsaktivität sowie die Schmerzen.

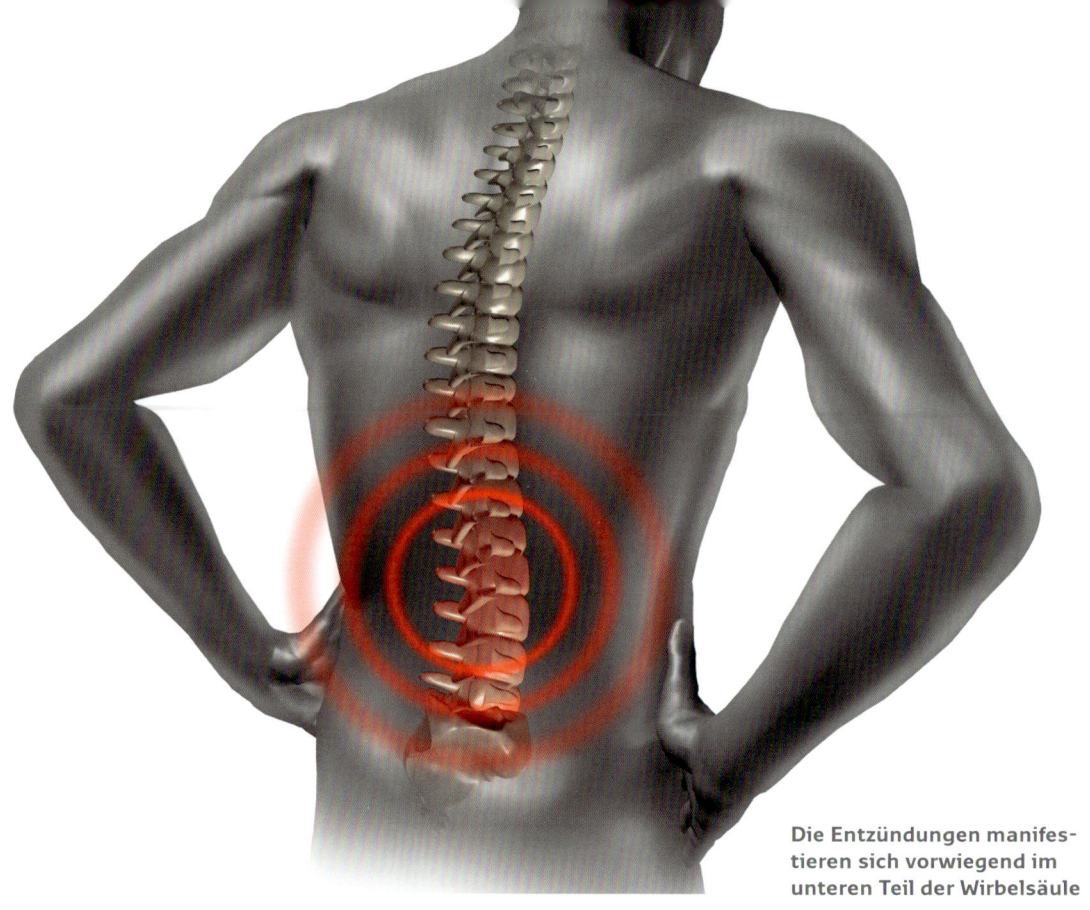

Die Entzündungen manifestieren sich vorwiegend im unteren Teil der Wirbelsäule

2. Morbus Bechterew

Morbus Bechterew – was ist das?

Wenn von entzündlichem Rheuma die Rede ist, denkt man zumeist an die Gelenke der Hände, Füße, Arme oder Beine. Allerdings kann auch die Wirbelsäule von Entzündungen betroffen sein. Man spricht dann von Spondylitis (Entzündung der Wirbelkörper) oder Spondyloarthritis (Entzündung der Wirbelsäulengelenke). Zu diesen entzündlichen Wirbelsäulenerkrankungen zählt als Hauptvertreter der Morbus Bechterew. Die Krankheit geht zusätzlich mit Verknöcherungen der Bandverbindungen und Versteifungen der Zwischenwirbelgelenke („Ankylose") einher und wird daher auch ankylosierende (versteifende) Spondylitis (AS) genannt.

Die Entzündungen, Verknöcherungen und in der Folge Versteifungen betreffen vorwiegend die Wirbelsäule selbst, die Kreuz-Darmbein-Gelenke und die Bänder zwischen den Wirbelkörpern. Bei manchen Patienten sind auch die „peripheren" Gelenke (Arme/Beine) entzündet.

Ursachen

Wie bei fast allen rheumatischen Erkrankungen kennt man auch hier die genauen Ursachen nicht. Man nimmt an, dass die ererbte Anlage eine sehr große Rolle spielt. Rund 90% der Betroffenen tragen nämlich ein spezielles Merkmal, das Eiweiß HLA-B27, in sich. Allerdings findet sich dieser Marker z.B. in Europa auch bei ca. 8% der gesunden Menschen.

Bei Bechterew-Patienten neigt das Immunsystem aufgrund der Erbanlage zu überschießenden Fehlreaktionen, wodurch körpereigene Strukturen angegriffen werden.

Wissen in Kürze:

HLA-B27 sind bestimmte Eiweiße aus der Gruppe der humanen Leukozyten-Antigene (HLA). Das HLA-System ist so etwas wie ein genetischer Fingerabdruck unseres Gewebes. Diese Eiweiße spielen eine wichtige Rolle bei der Immunabwehr: Sie befinden sich auf der Oberfläche von Körperzellen und geben so den Zellen ihre individuelle Struktur. Dadurch kann das Immunsystem im Normalfall körpereigene von körperfremden Strukturen unterscheiden. Ist eine Zelle beispielsweise von einem Krankheitserreger befallen, so präsentieren HLA-Eiweiße Teile dieses Erregers auf ihrer Oberfläche. Abwehrzellen erkennen dies, verbinden sich mit den erkrankten Zellen und setzen Abwehrreaktionen in Gang.

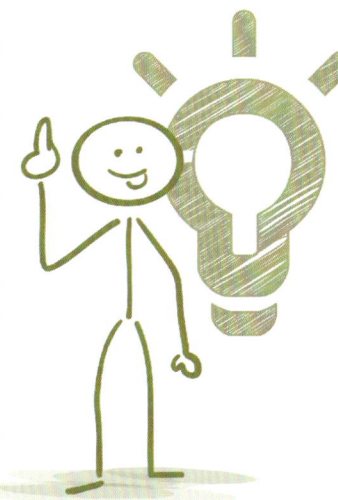

Risikogruppe junge Männer

Neben diesem genetischen Hintergrund werden als Mitverursacher der Krankheit noch andere Faktoren diskutiert:

→ So besteht ein Zusammenhang mit **chronisch-entzündlichen Darmerkrankungen,** woraus man schließt, dass die individuelle Darmflora eine gewisse Rolle spielen könnte.

→ Sehr oft treten gemeinsam mit Morbus Bechterew auch **entzündliche Augenerkrankungen** auf. Warum das der Fall ist, weiß man noch nicht. An der Klärung dieser Fragen wird intensiv geforscht.

→ Als Risikofaktor gesichert ist das **Rauchen,** weil Zigaretten eine starke Immunstimulation über die Lunge zur Folge haben

Wer ist betroffen?

Das **typische Manifestationsalter** liegt zwischen dem 20. und 30. Lebensjahr. Praktisch immer treten die ersten Beschwerden vor dem 45. Lebensjahr auf.

Der klassische Bechterew betrifft mehr Männer als Frauen, das Verhältnis ist 3:1. Allerdings dürfte die Dunkelziffer bei den Frauen höher sein, da sie unter weniger schweren Ausprägungen der Krankheit leiden und die Veränderungen daher im Röntgen oft nicht nachweisbar sind. Mit Magnetresonanzuntersuchungen (MR) werden jedoch zunehmend auch mehr Frauen diagnostisch erfasst.

Insgesamt sind zwischen 0,1 und 0,5% der Bevölkerung von AS/Morbus Bechterew betroffen.

Symptome

Das klassische Symptom eines Morbus Bechterew ist der entzündliche Rückenschmerz, hauptsächlich im Bereich der unteren Wirbelsäule und des Kreuz-Darmbein-Gelenks.

Diese Beschwerden sind keineswegs mit vorübergehenden, harmlosen Kreuzschmerzen zu verwechseln, unter denen drei Viertel aller Menschen irgendwann in ihrem Leben leiden. Und selbst bei Menschen mit chronischen Kreuzschmerzen (länger als drei Monate anhaltend) besteht nur in 5% aller Fälle der Verdacht auf Morbus Bechterew!

Die typischen Symptome für entzündlichen Rückenschmerz:

→ tief sitzender Kreuzschmerz, der sich durch Bewegung bessert

→ Die Schmerzen machen sich vor allem in Ruhe und vornehmlich nachts bemerkbar. Betroffene stehen oft auf, um durch Umhergehen Erleichterung zu finden.

→ ausgeprägte Steifheit in der Früh

→ Manchmal kommen auch Entzündungen der peripheren Gelenke (Sprunggelenk, Knie, Hüfte) hinzu.

Charakteristisch für die Erkrankung ist außerdem ein schleichender Beginn, d.h. über viele Monate bis Jahre bestehen (entzündliche) Rückenschmerzen, die allerdings oft fehlgedeutet werden, was zu einer deutlichen Verzögerung der Diagnose führen kann. Dies im Gegensatz zum „gewöhnlichen" Rückenschmerz (z.B. Hexenschuss), der sich typischerweise plötzlich über Nacht oder nach einer ungewöhnlichen Belastung entwickelt. Manchmal treten die Beschwerden des entzündlichen Rückenschmerzes auch in Schüben auf.

Verlauf der Erkrankung

Zur Entzündung kommen in weiterer Folge eine Verkalkung und zunehmende Verknöcherung sowie eine daraus folgende Versteifung der betroffenen Wirbelbereiche hinzu. Auch die Wirbelkörper und Bandscheiben können sich sehr schmerzhaft entzünden.

Aufgrund der heute sehr guten Therapiemöglichkeiten schreitet die Krankheit meist nicht mehr bis in ein spätes Stadium fort, das durch folgende Erscheinungsformen geprägt ist:
→ völlige Versteifung der Wirbelsäule
→ Wirbelbrüche
→ starke Verkrümmung der Wirbelsäule
→ Probleme beim Atmen
→ Folgen des Schmerzmittelübergebrauchs wie Magengeschwüre, hoher Blutdruck oder Nierenschädigung, die in manchen Fällen sogar zur Dialysenotwendigkeit führen kann
→ entzündliche Veränderungen an Gefäßen (Herz), Darm und Augen

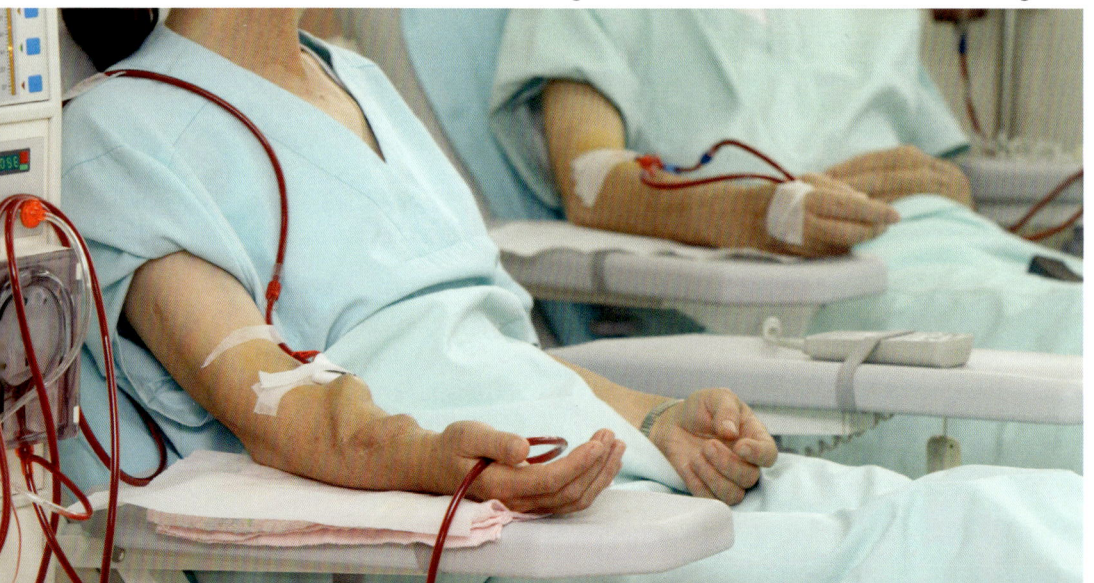

Dialyse wegen Nierenschädigung durch hohen Schmerzmittelgebrauch kann in seltenen Fällen notwendig sein

Diagnose

Eine **frühzeitige Diagnose** der Spondyloarthritis ist wesentlich, um Bewegungseinschränkungen vorzubeugen. Den typischen gekrümmten Rücken, der lange Zeit ein Kennzeichen für Morbus Bechterew war, kann man heute durch gute Medikamente und frühen Behandlungsbeginn vermeiden. Es ist zwar oft nicht auf Dauer möglich, die schrittweise Verkalkung zu verhindern, wohl aber die Ausbildung der Krümmung und die daraus resultierenden Funktionseinschränkungen.

Zur Diagnose eines Morbus Bechterew muss der Arzt andere Krankheiten ausschließen, die mit ähnlichen Erscheinungsformen einhergehen. Dazu zählen alle Erkrankungen, die mit Kreuzschmerz in Zusammenhang stehen, sowie eine Krankheit namens Morbus Forestier („diffuse idiopathische Skeletthyperostose"). Diese tritt meist erst mit über 60 Jahren das erste Mal auf und verursacht ebenfalls starke Verknöcherungen der Zwischenwirbelverbindungen. Der Erkrankung liegen jedoch keine Entzündungen zugrunde und es kommt auch nicht zur Beteiligung anderer Organe.

Wann sollte man welchen Arzt aufsuchen?

Wenn Rückenschmerzen länger als sechs Wochen andauern bzw. wenn die Charakteristika des entzündlichen Rückenschmerzes zutreffen, muss vom Arzt abgeklärt werden, ob es sich um einen unspezifischen Schmerz handelt oder ob eine bestimmte Erkrankung wie Morbus Bechterew die Ursache ist. Primär sucht man zur Erstuntersuchung den Hausarzt auf, der dann feststellt, ob ein spezifischer Kreuzschmerz vorliegt. Er wird Sie zu diesem Zweck nach Warnhinweisen für spezifische Rückenschmerzen („Red Flags") im Allgemeinen und Hinweisen für unspezifischen Kreuzschmerz („Yellow Flags") befragen.

„Red Flags" für spezifischen Rückenschmerz:

→ zusätzliches Fieber (z.B. bei Infektionen der Wirbelsäule)

→ Lähmungserscheinungen an Blase, Mastdarm oder Beinen (z.B. bei Bandscheibenvorfall)

→ sich stark verschlimmernde Rückenschmerzen (z.B. bei Wirbelkörpereinbrüchen)

→ Erkrankungen wie Osteoporose und Krebs

→ bekannte entzündliche rheumatische Erkrankungen

→ Frakturen (Knochenbrüche)

→ Verletzungen nach Sturz oder Unfall

→ Neuropathien

„Yellow Flags" für unspezifischen Rückenschmerz:

Folgende psychosozialen Risikofaktoren können sich in Rückenschmerzen niederschlagen oder schmerzverstärkend wirken:

→ Arbeitsüberlastung

→ geringe soziale Unterstützung

→ Probleme in der Partnerschaft

→ Depression

→ Angst

Abhängig vom Ergebnis der Befragung wird der Allgemeinmediziner Sie dann an einen Facharzt weiterleiten. Für den spezifischen entzündlichen Rückenschmerz ist der Rheumatologe oder/und der darin erfahrene Orthopäde zuständig, für unspezifischen Kreuzschmerz der Orthopäde in Zusammenarbeit mit

Rückenschmerz ist nicht gleich Rückenschmerz

anderen Experten (z.B. Physiotherapeut, Psychologe, Psychotherapeut, Arbeitsmediziner). Bei Verdacht auf andere Erkrankungen als Ursache werden Sie an den jeweils zuständigen Facharzt überwiesen.

Zur genaueren Abklärung eines Morbus Bechterew folgen Untersuchungen durch bildgebende Maßnahmen.

Bildgebende Untersuchungsmaßnahmen

1. ***Röntgen der Wirbelsäule:*** Das Röntgen zeigt Verknöcherungen und Verdichtungen der Knochen im Kreuz-Darmbein-Gelenk. Im Anfangsstadium sind im Röntgen manchmal allerdings noch keine Veränderungen sichtbar.
2. Bei typischen Beschwerden und Röntgen ohne Befund kann eine ***Magnetresonanzuntersuchung*** des Kreuz-Darmbein-Gelenks Aufschluss geben.

Bestimmung von HLA-B27 sinnvoll?

Die Bestimmung dieses Antigens im Labor ist nur selten sinnvoll, weil es zwar bei Betroffenen ein Marker, aber auch bei vielen gesunden Menschen zu finden ist. Vor allem ohne charakteristische Symptomatik und ohne bildgebende Befunde würde so eine Untersuchung nur Verwirrung stiften.

3. Biologika:

Dabei handelt es sich um biotechnologisch hergestellte Antikörper, die Entzündungszellen gezielt ausschalten und den Entzündungsprozess neutralisieren können. Zwei Arten von Biologika kommen derzeit bei Bechterew zur Anwendung:

→ **TNF-Blocker:** Tumornekrosefaktor (TNF) ist ein zentraler Botenstoff, der an Entzündungsprozessen beteiligt ist. TNF-Antagonisten (TNF-Antikörper, TNF-Blocker) hemmen diesen Botenstoff. Aber nicht jeder Betroffene spricht gleichermaßen darauf an.

→ **IL-17-Antikörper** stellen eine Alternative für jene Patienten dar, bei denen TNF-Blocker nicht die gewünschte Wirkung erzielen. IL-17-Antikörper sind seit Kurzem für die Behandlung von Morbus Bechterew zugelassen. Sie hemmen Interleukin-17, einen entzündungsfördernden Botenstoff, der insbesondere bei Morbus Bechterew, aber auch bei Schuppenflechte (Psoriasis) sowie bei Psoriasis-Arthritis (siehe *Seite 78)* eine Rolle spielt.

Genaueres über Rheumamedikamente und deren Wirkmechanismus lesen Sie im Kapitel „Medikamentöse Rheumatherapie" ab Seite 236.

Biologika werden entweder als Infusion in Tageskliniken verabreicht oder zu Hause vom Patienten subkutan (= unter die Haut) gespritzt. Die Medikamente werden über Jahre als Langzeittherapie gegeben. Für die Infusionstherapie bei Morbus Bechterew ist derzeit der Wirkstoff **Infliximab** zugelassen. Für die Injektionstherapie stehen die Wirkstoffe **Etanercept, Adalimumab, Golimumab, Certolizumab und Secukinumab** zur Verfügung.

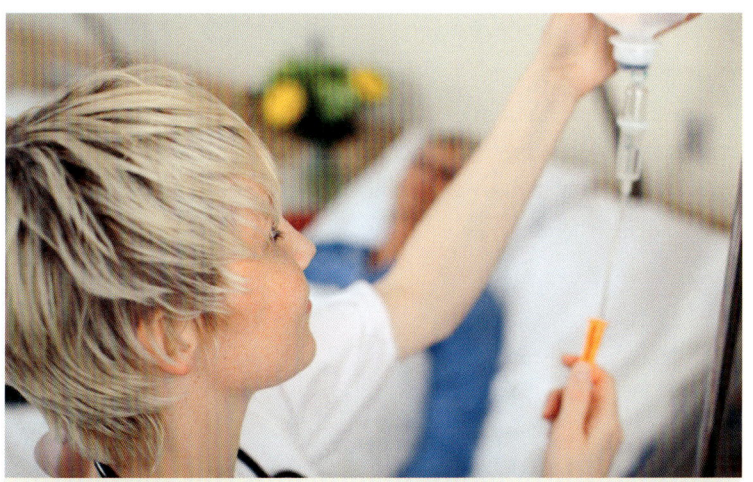

Anwendungsschema Infusionstherapie (Infliximab):

→ Gabe der 1. Infusion

→ 2 Wochen Pause

→ Gabe der 2. Infusion

→ 4 Wochen Pause

→ Gabe der 3. Infusion

→ 8 Wochen Pause

→ ab der 3. Infusion jeweils Abstand von 8 Wochen
  zwischen den Folgeinfusionen

Anwendungsschema Injektionstherapie:

Je nach Präparat variiert die Injektionsfrequenz von
einmal pro Woche bis einmal pro Monat.

→ Etanercept: 1x pro Woche

→ Adalimumab: alle 2 Wochen

→ Golimumab: 1x pro Monat

→ Certolizumab: alle 2 Wochen

→ Secukinumab: 1x pro Monat

Vorsicht, Nebenwirkungen! Das sollten Sie als Patient beachten:

Mögliche Nebenwirkungen von NSAR:

- ☹ Magengeschwüre, Magenblutungen
- ☹ hoher Blutdruck
- ☹ Herz-Kreislauf-Probleme
- ☹ Leberschäden
- ☹ Nierenschäden
- ☹ Allergien und Asthma

Was tun?

- ! Vor der Einnahme ein Magenschutzpräparat schlucken
- ! Sonstige leberschädigende Substanzen (z.B. Alkohol) meiden
- ! Blutdruck kontrollieren und bei Bedarf behandeln
- ! Regelmäßige Kontrolle der Herz-Kreislauf-Gesundheit und alles vermeiden, was zusätzlich belasten könnte (z.B. Übergewicht)
- ! Asthmatiker und Allergiker, die NSAR nicht vertragen, müssen auf ein anderes Medikament umsteigen.

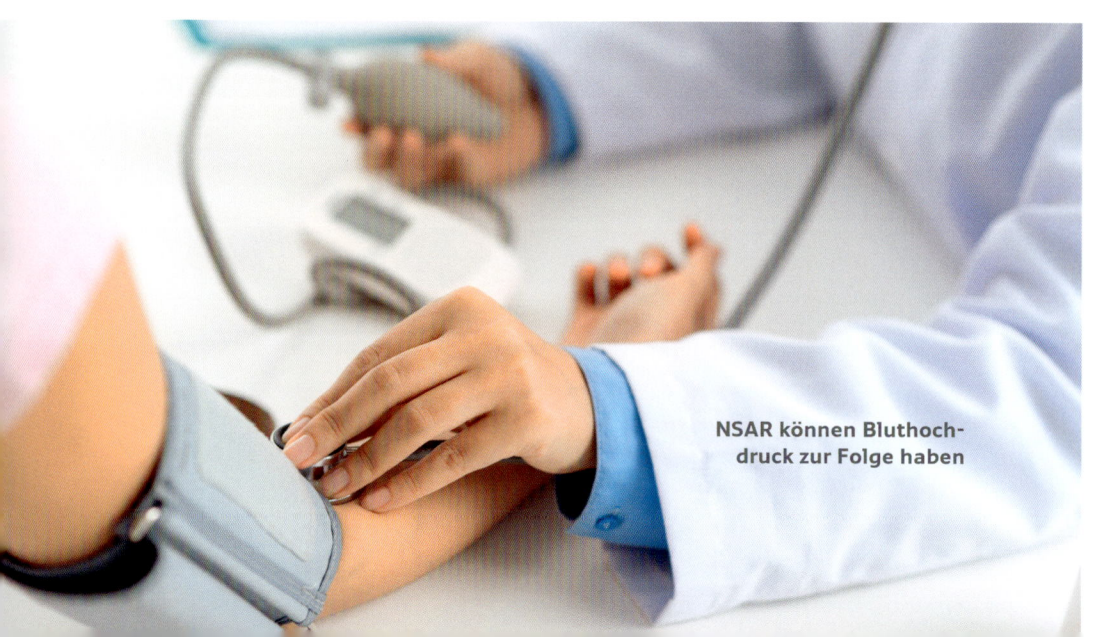

NSAR können Bluthochdruck zur Folge haben

Mögliche Nebenwirkungen von Biologika:

☹ Infektionsneigung

☹ Bezüglich Zeugungsfähigkeit, Schwangerschaft und eventueller Schädigung des Ungeborenen liegen keine ausreichenden Daten vor.

Speziell bei TNF-Antagonisten:

☹ hoher Blutdruck

☹ vermehrte Entstehung von Basaliomen (weiße Hauttumoren)

☹ TBC-Reaktivierung, wenn man in der Vergangenheit einmal TBC hatte

Was tun?

! Reisen in infektionsgefährdete Länder vermeiden

! Impfstatus immer aktuell halten

! Während der Behandlung mit Biologika sollten jedoch keine Lebendimpfungen verabreicht werden. Solche Impfungen sollten vor Beginn der Biologikatherapie abgeschlossen sein.

! Blutdruck kontrollieren/behandeln

! Während der Behandlung möglichst nicht schwanger werden und im Falle einer Schwangerschaft das Risiko mit den behandelnden Ärzten besprechen

So können Sie unliebsame Begleiterscheinungen der Therapie minimieren

Kann eine Operation helfen?

Eine Operation kann dann erforderlich sein, wenn ein Wirbel gebrochen oder ein Nerv eingeklemmt ist. Bei einer Gelenksbeteiligung von z.B. Hüfte oder Knie können diese Gelenke durch Prothesen ersetzt werden, ebenso wie bei Arthrosepatienten. Aufrichtende Operationen zur Korrektur einer starken Wirbelsäulenkrümmung sind heute kaum noch notwendig, weil diese Krümmung durch rechtzeitige Behandlung vermieden werden kann.

Ergänzende Maßnahmen

Radonanwendungen: Eine wirksame Ergänzung der 3-Stufen-Therapie stellt der Aufenthalt im *Gasteiner Heilstollen* mit Radonanwendungen dar. Das Einatmen von radioaktivem Edelgas im Stollen löst im Körper Vorgänge aus, die zu einer Verringerung der Entzündungsaktivität und der Schmerzen führen.

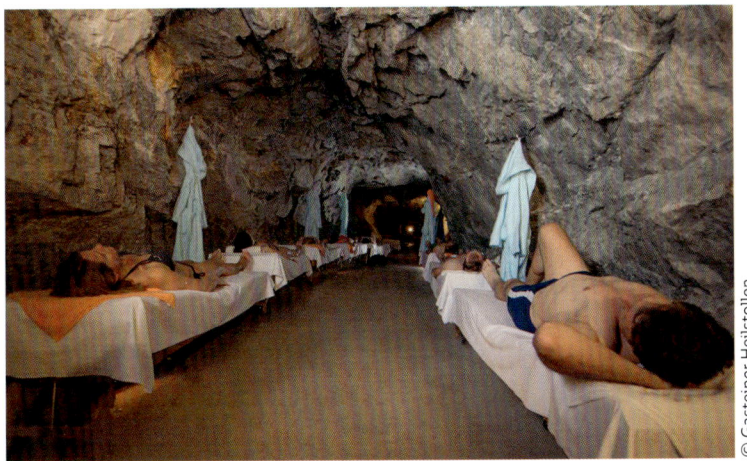

© Gasteiner Heilstollen

Radonanwendungen im Heilstollen können die Entzündungsaktivität verringern

Ergotherapie: Für den Alltag ist die ergotherapeutische Beratung/Behandlung sehr wichtig. Patienten mit Morbus Bechterew, denen Bewegungseinschränkungen das Alltags- und Arbeitsleben sehr schwer bis unmöglich machen, lernen einerseits, die Tätigkeiten auf schonende Weise durchzuführen; andererseits erfahren sie, wie Wohnung und Arbeitsplatz ergonomisch an die Einschränkungen angepasst werden können. Zur Ergotherapie gehört auch die Versorgung mit Hilfsmitteln (z.B. zur Körperpflege, zum Anziehen, zur Schonung instabiler Gelenke, spezielle Autositze etc.), die Betroffenen ein hohes Maß an Unabhängigkeit ermöglichen.

Atemtherapie: Diese ist besonders wichtig, um die Brustkorbbeweglichkeit zu erhalten und Atemtechniken zu erlernen, die in einem fortgeschrittenen Stadium hilfreich sind.

Selbsthilfegruppen: Der Informationsaustausch mit Menschen, die von der gleichen Krankheit betroffen sind, gibt vielen Patienten seelischen Halt und kann helfen, die passende Therapie zu optimieren.

Ihre Fragen – unsere Antworten

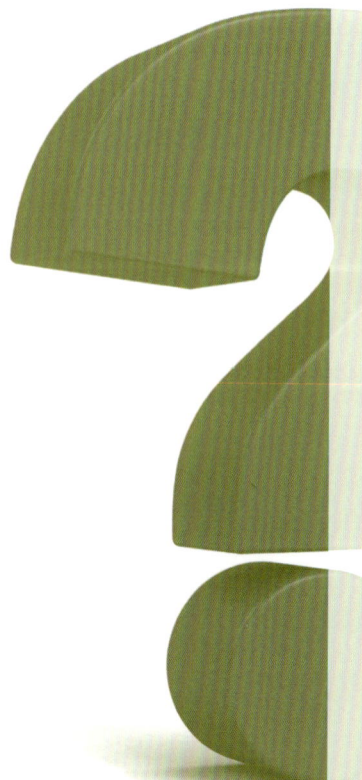

→ *Was versteht man unter Morbus Bechterew?*
Dabei handelt es sich um eine rheumatische Erkrankung, die die Wirbelsäule betrifft und mit Entzündungen, Schmerzen, Verkalkungen und Versteifung einhergeht. Vorwiegend ist der untere Bereich der Wirbelsäule betroffen, es können aber auch andere Bereiche der Wirbelsäule sowie Gelenke der Arme und Beine beteiligt sein.

→ *Kommt es immer zu einer typischen starken Krümmung der Wirbelsäule?*
Nein. Heute ist das kaum noch der Fall, da die Krümmung durch frühzeitige Behandlung verhindert werden kann.

→ *In welchem Alter tritt die Krankheit auf?*
Meist zwischen dem 20. und 30. Lebensjahr. Auf jeden Fall aber vor dem 45. Lebensjahr, praktisch niemals danach.

→ *Stimmt es, dass nur Männer betroffen sind?*
Nein. Zwar erkranken wesentlich mehr Männer als Frauen, aber auch Frauen können betroffen sein.

→ *Kann man einem Morbus Bechterew vorbeugen?*
Durch Rauchstopp kann die Gefahr verringert werden, da Rauchen als gesicherter Risikofaktor gilt. Allerdings weiß man über andere Ursachen und Risikofaktoren nur wenig. Mit großer Wahrscheinlichkeit dürfte eine genetische Veranlagung gegeben sein, die sich natürlich nicht ändern lässt.

→ *Welche Medikamente können helfen?*
Einerseits nicht-steroidale Antirheumatika (NSAR) zur Bekämpfung der Schmerzen sowie Infiltrationen mit Kortison; andererseits Biologika, die in den Entzündungsprozess eingreifen.

→ *Welche Rolle spielt Bewegung und darf man als Patient überhaupt Sport betreiben?*
Bewegung und Physiotherapie stellen die Basistherapie dar, um die Funktionseinschränkungen zu minimieren. Außerdem kann regelmäßige Bewegung der Fehlstellung und Steifigkeit entgegenwirken und die Schmerzen verringern. Daher ist es nicht nur so, dass man als Patient Sport betreiben *darf,* man *sollte* es sogar! Empfohlen sind Krafttraining und alle zyklischen Sportarten mit geringer Verletzungsgefahr (z.B. Schwimmen, Radfahren).

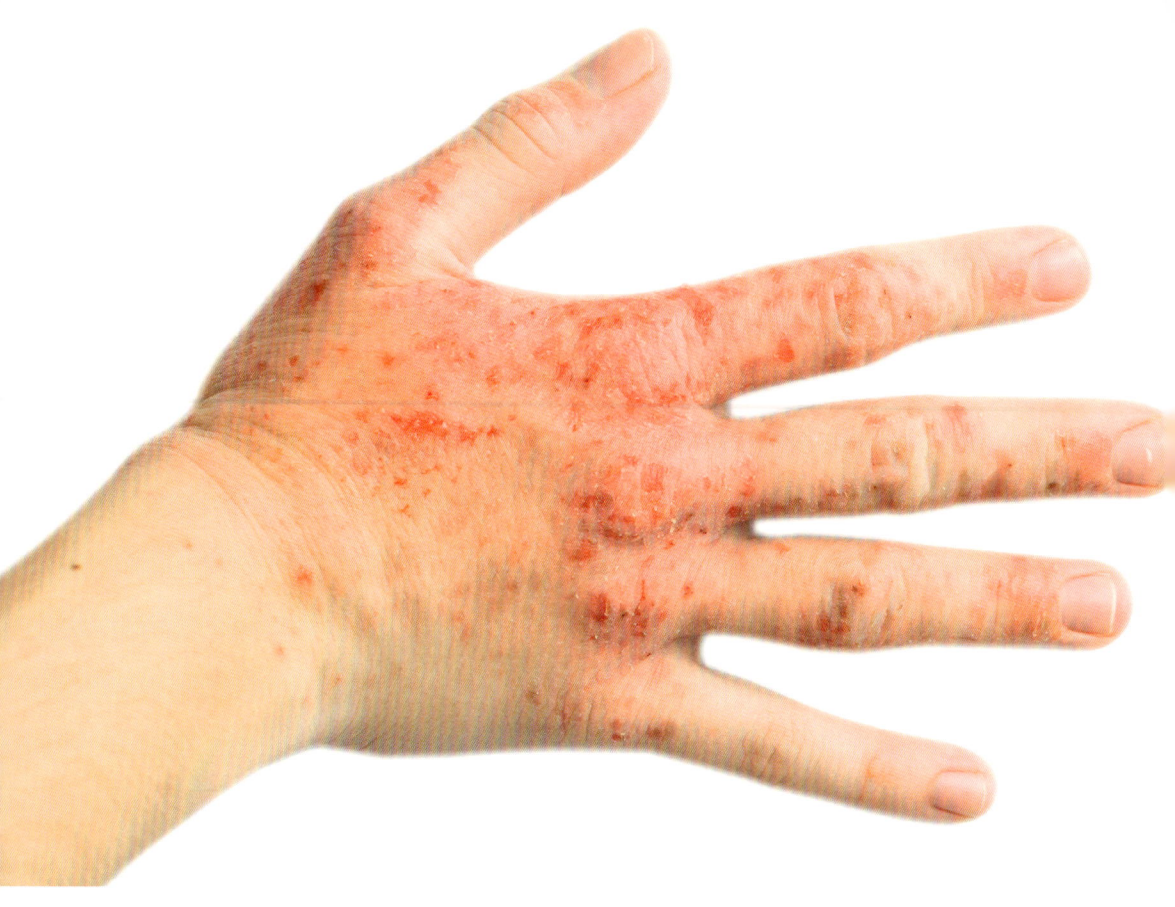

3. Psoriasis-Arthritis

Psoriasis-Arthritis – was ist das?

Der Begriff „Psoriasis-Arthritis" wird so manchen unserer Leser verwirren und die Frage aufwerfen, was denn Schuppenflechte (Psoriasis) mit Arthritis zu tun hat.

Der Hauterkrankung Psoriasis und der Gelenkentzündung Arthritis gemeinsam ist eine Fehlfunktion des Immunsystems, bei der körpereigenes Gewebe als fremd erkannt und von den Abwehrzellen attackiert wird. Denn wie die Arthritis beruht auch die Hauterkrankung auf einem Autoimmungeschehen. Bei beiden Erkrankungen werden durch diesen Prozess Entzündungen ausgelöst: auf der Haut bzw. in den Gelenken.

Einzeln oder im Duett

Psoriasis und Arthritis sind einerseits eigenständige Krankheiten, sie können aber auch im Zusammenhang miteinander auftreten. In diesem Fall spricht man von Psoriasis-Arthritis. Zwischen 5% und 23% aller Psoriatiker sind irgendwann von dieser speziellen Form der Arthritis betroffen, Männer und Frauen gleich häufig. Die Krankheit manifestiert sich oft erstmals zwischen dem 25. und 40. Lebensjahr.

Meist zeigt sich die Gelenkentzündung bei bereits bestehender Schuppenflechte. Sie kann sich mitunter aber auch schon vor dem Auftreten der Hauterscheinungen entwickeln. In seltenen Fällen erkranken Menschen sogar an Psoriasis-Arthritis, ohne je an Psoriasis zu leiden. Da diese Form der Arthritis jedoch durch ganz typische, im Röntgen sichtbare Veränderungen und charakteristische Befallmuster gekennzeichnet ist, kann man sie von der rheumatoiden Arthritis sehr wohl abgrenzen.

Ursachen

Über Ursachen und Entstehung der Psoriasis-Arthritis ist wenig bekannt. Man weiß, dass – wie bei anderen Rheumaformen – die genetische Veranlagung eine Rolle spielt. So entwickeln Verwandte ersten Grades 40 Mal häufiger eine Psoriasis-Arthritis als andere. Darüber hinaus vermutet man, dass die Hautentzündungen bei Psoriasis-Patienten potenzielle Herde für Bakterien wie Streptokokken und Staphylokokken darstellen. Diese fördern möglicherweise die Bildung jener Antikörper, die das eigene Gewebe zerstören.

Was bringt eine Blutuntersuchung?

Die Blutuntersuchung stellt wie bei anderen rheumatischen Erkrankungen immer nur eine begleitende Maßnahme zur Abrundung dar.

Einen wichtigen Hinweis auf Psoriasis-Arthritis kann im Rahmen einer Laboruntersuchung jedoch ein **negativer Rheumafaktor** liefern. Denn im Gegensatz zur rheumatoiden Arthritis ist dieser Parameter bei Psoriasis-Arthritis in den allermeisten Fällen negativ. Man bezeichnet dies als **seronegativ.**

Bei aktiver Psoriasis-Arthritis mit hoher Entzündungsaktivität sind aber die anderen Entzündungsparameter im Blut (Blutkörperchen-Senkungsgeschwindigkeit/**BSG** und C-reaktives Protein/**CRP**) erhöht (zu BSG und CRP siehe auch *Seite 48)*. Da beide Parameter bei unterschiedlichsten Entzündungsprozessen erhöht und unspezifisch sind, liefern sie nur im Zusammenhang mit typischen anderen Veränderungen eine brauchbare Aussage für die Diagnose einer Psoriasis-Arthritis.

Ein positiver **HLA-B27-Wert** (siehe *Seite 61)* liegt bei Psoriasis-Arthritis vor allem dann vor, wenn das Achsenskelett befallen ist. Bei ausgeprägten Psoriasis-Formen kann zusätzlich die **Harnsäure** erhöht sein, weil diese wegen des raschen Zellumsatzes (Psoriatiker haben eine extrem beschleunigte Hautzellerneuerung) vermehrt anfällt.

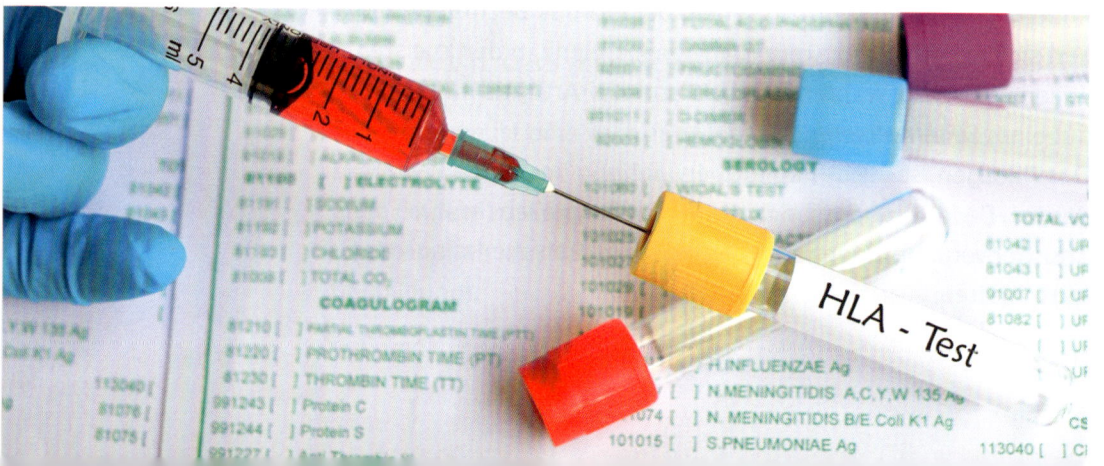

Unterschiede zur rheumatoiden Arthritis

Symptome

Die Krankheit zeichnet sich durch Verlaufsformen und Verteilungsmuster aus, die sich von denen der rheumatoiden Arthritis deutlich unterscheiden.

→ **Distaler Befall:** Charakteristisch für eine Psoriasis-Arthritis
  ist der Befall der Fingerendgelenke, was bei einer rheumatoiden Arthritis so gut wie nie vorkommt. Bis zu 10% der Patienten sind davon betroffen. Ein distaler Befall in Verbindung
  mit oben beschriebenen Knochenveränderungen im Röntgen sichert die Diagnose.
→ **Daktylitis** bezeichnet den für die Erkrankung ebenfalls typischen strahlenförmigen Befall der Finger oder Zehen. Wegen
  der umfassenden Schwellung werden die betroffenen Finger
  oder Zehen auch „Wurstfinger" bzw. „Wurstzehe" genannt.
→ Abhängig davon, wie viele Gelenke erkrankt sind, spricht
  man von
    → **monoartikulärem Befall** (nur 1 Gelenk),
    → **oligoartikulärem Befall** (von griech. oligo = wenig; 2–4
      Gelenke) oder
    → **polyartikulärem Befall** (5 Gelenke und mehr).

Oligoartikuläre Formen betreffen mehr als 50% der Patienten und verlaufen meist asymmetrisch. Bei polyartikulärem Befall liegt üblicherweise eine symmetrische Verteilung vor, was einer rheumatoiden Arthritis ähnelt.

→ Neben Fingern und Zehen kann auch die **Wirbelsäule,** insbesondere das Kreuz-Darmbein-Gelenk, befallen sein. Das ist bei 20–40% der Patienten der Fall.

→ Bei 80% der Betroffenen zeigen sich zusätzlich **Nagelveränderungen,** die einem Nagelpilz ähneln und bereits auf ein entzündetes Gelenk hinweisen.

→ Selten können die **Augen** in Mitleidenschaft gezogen sein.

→ Ebenfalls charakteristisch für Psoriasis-Arthritis im Unterschied zu rheumatoider Arthritis und Fingerarthrose: Es finden sich an den Gelenken **keine Rheumaknoten!**

Hinweise auf Psoriasis-Arthritis:

→ Schwellung und Entzündung der Finger-/Zehenendgelenke

→ strahlenförmiger Befall des gesamten Gelenks („Wurstfinger", „Wurstzehe")

→ keine Rheumaknoten

→ Rheumafaktor negativ

→ im Röntgen Knochenabbau (Erosion) mit gleichzeitiger abnormer Neubildung (Proliferation)

Basistherapie ähnlich wie bei RA

Behandlung

Bei entsprechender Entzündungsaktivität wird wie bei der rheumatoiden Arthritis eine Basistherapie mit einem Medikament aus der Gruppe der **DMARDs** empfohlen. **Methotrexat** ist auch hier der Goldstandard (zu DMARDs siehe *Seite 51)*. Bei milderen Verlaufsformen kommen **Sulfasalazin** und **Leflunomid** aus dieser Medikamentengruppe zur Anwendung.

Bei hochaktiven Verlaufsformen und wenn die Basistherapie nicht zielführend war, erhält der Patient eine **Biologikatherapie.** Eingesetzt werden dafür z.B. folgende Substanzen: Etanercept, Adalimumab, Infliximab, Certolizumab, Golimumab, Secukinumab und Ustekinumab bzw. aus der Gruppe der „Small Molecules" (kleine Moleküle) Apremilast.

Genaueres über Anwendung und Wirkmechanismus dieser Medikamente lesen Sie im Kapitel „Medikamentöse Rheumatherapie" ab *Seite 236.*

Ihre Fragen – unsere Antworten

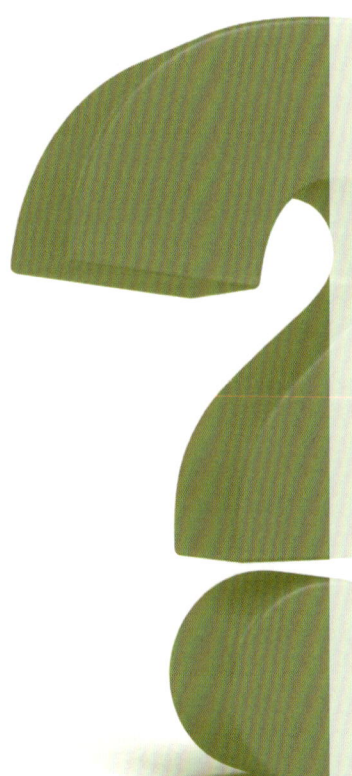

→ *Schuppenflechte und Arthritis – wie hängt das zusammen?*

Beiden Krankheiten liegt eine genetische Veranlagung zugrunde und bei beiden kommt es zu Entzündungen als Folge eines Autoimmungeschehens. Es richtet sich also die Immunabwehr gegen körpereigene Strukturen. Man vermutet, dass die Hautentzündungen bei Psoriasis Herde für Bakterien darstellen, die so ein Autoimmungeschehen fördern. Andererseits tritt die Arthritis mitunter auch vor der Psoriasis bzw. ohne diese auf.

→ *Was unterscheidet eine Psoriasis-Arthritis von einer rheumatoiden Arthritis?*

Bei der Psoriasis-Arthritis treten keine Rheumaknoten auf und der Rheumafaktor ist fast immer negativ. Die rheumatoide Arthritis geht häufig mit einem positiven Rheumafaktor und Rheumaknoten einher. Unterschiede kann man auch im Verteilungsmuster der Entzündungen/Schwellungen und im Röntgenbild erkennen.

→ *Warum sind Raucher stärker gefährdet?*

Stoffe im Zigarettenrauch können möglicherweise die Produktion von bestimmten Substanzen ankurbeln, die mit der Fehlfunktion des Immunsystems (es richtet sich gegen körpereigenes Gewebe) in Zusammenhang stehen.

→ *Wie wird die Krankheit behandelt?*

Wie bei der rheumatoiden Arthritis erfolgt die Basistherapie mit Methotrexat. In schweren Fällen werden Biologika eingesetzt.

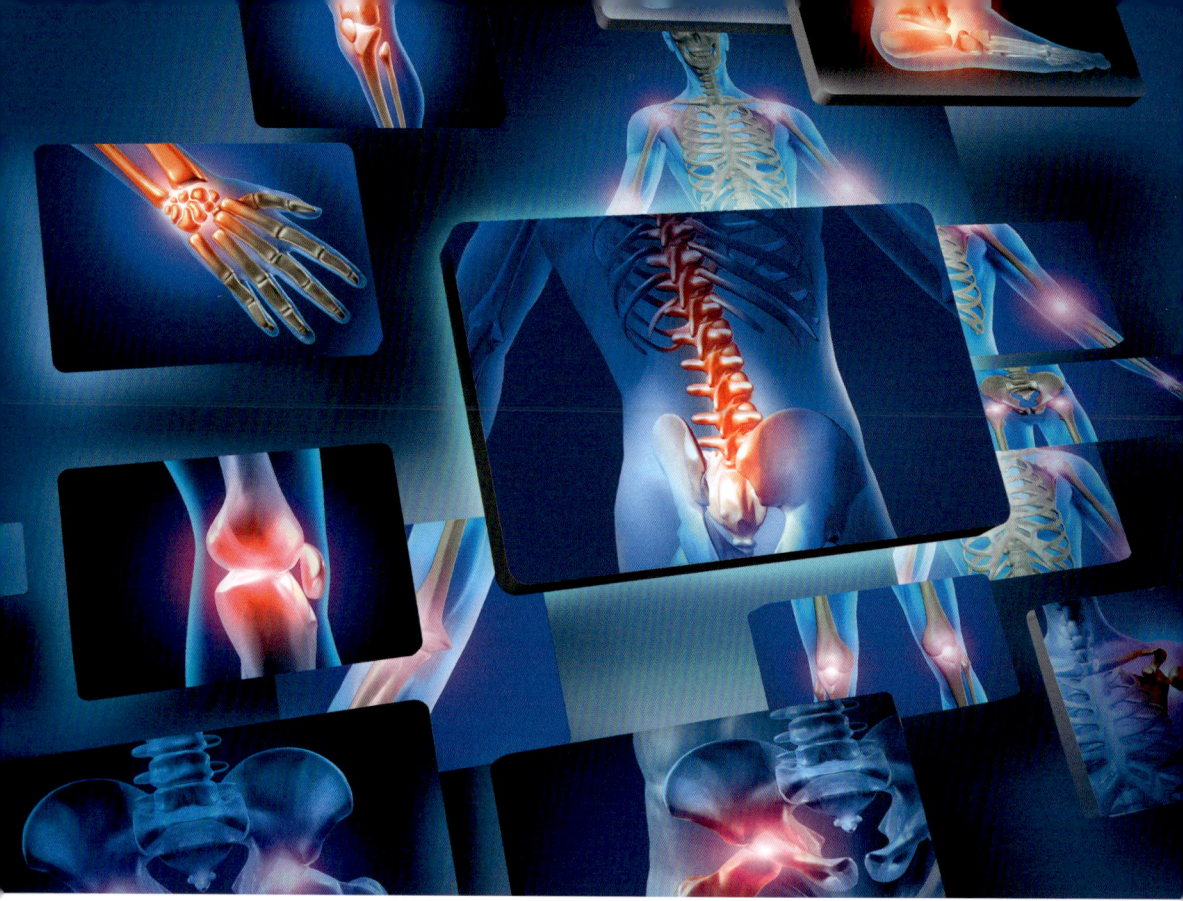

4. Reaktive Gelenkentzündungen (Reaktive Arthritis)

Reaktive Arthritis – was ist das?

Darunter versteht man eine Gelenkentzündung, die als Folge einer gelenkfernen Infektion entsteht. Außer Gelenken können auch Sehnen, Sehnenscheiden, Sehnenansätze oder gelenkferne Organe und Körperteile wie Augen, Hals, Schleimhäute oder Darm beteiligt sein. Männer und Frauen sind gleich häufig betroffen. Die Mehrzahl der Patienten ist jünger als 40 Jahre.

Ursachen

Auslöser können bakterielle Infektionen der Atemwege, Harnwegsinfekte, Infektionen der Geschlechtsorgane (z.B. durch Chlamydien) oder Darminfektionen (z.B. durch Salmonellen, Shigellen, Yersinien oder Campylobacter) sein.

Man vermutet, dass Bruchstücke dieser Bakterien vom eigentlichen Ort der Infektion in Gelenke abwandern und dort eine Abwehrreaktion in Form einer Entzündung hervorrufen. Dies steht im Gegensatz zur infektiösen (= „septischen") Arthritis, einer Gelenkinfektion, bei der man die Bakterien im Gelenk nachweisen kann.

Mitunter bleibt die Infektion auch unbemerkt und der Patient leidet nur unter den Folgeerscheinungen.

Betroffen sind bevorzugt Menschen, die eine entsprechende genetische Veranlagung haben. Einen Risikofaktor dürfte hierbei das Vorhandensein des Eiweißstoffes HLA-B27 (siehe dazu *Seite 61)* darstellen. Mit einer Zahl von 30–40 Betroffenen je 100.000 der Bevölkerung handelt es sich um eine eher seltenere Form der Arthritis.

Symptome

Typischerweise kommt es einige Wochen nach einer der genannten Infektionen zu Gelenkbeschwerden unterschiedlicher Ausprägung – von leicht bis stark – mit den charakteristischen Entzündungssymptomen: Schmerzen häufig nachts, in Ruhe, Gelenkschwellung und Überwärmung. Betroffen ist dabei meist ein Gelenk der unteren Extremität, wie Hüftgelenk, Kniegelenk oder Sprunggelenk. Im Allgemeinen beschränkt sich die Entzündung auf ein einzelnes oder einige wenige Gelenke. Selten sind gleichzeitig mehrere Gelenke entzündet („Polyarthritis").

Auch Entzündungen im Bereich von Sehnenansätzen, Sehnen und Sehnenscheiden können vorkommen. Gelegentlich kann die Entzündung auch die Augen betreffen (z.B. Bindehautentzündung, Regenbogenhautentzündung).

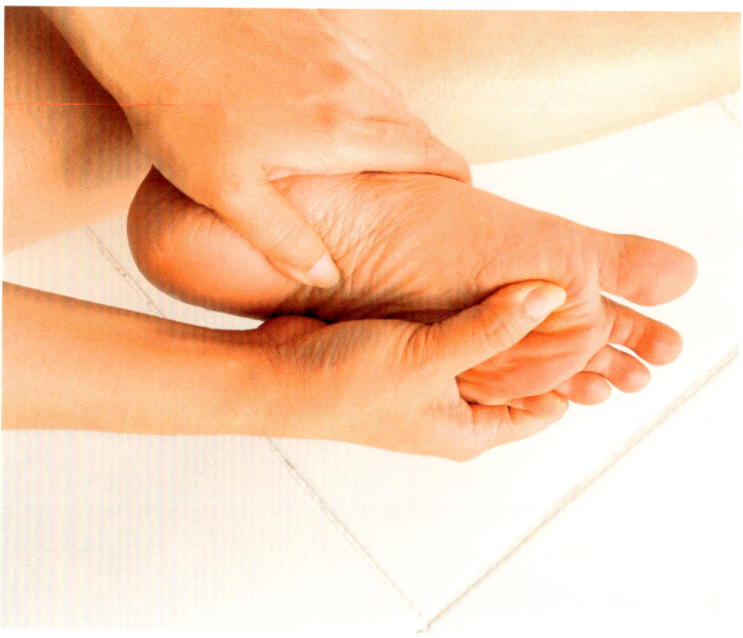

Bei manchen Patienten treten Hautveränderungen an den Fußsohlen auf

Unangenehm, aber nicht lebensbedrohend

Als weitere Krankheitssymptome treten bei manchen Patienten schuppende Hautveränderungen an Hand- und Fußsohlen, Wirbelsäulenentzündungen mit Rückenschmerzen (ähnlich dem entzündlichen Rückenschmerz; siehe *Seite 63)* oder offene Stellen an den Schleimhäuten im Mund- oder Genitalbereich auf.

So verläuft die Erkrankung

Trotz der im Akutstadium sehr unangenehmen Symptome ist die reaktive Arthritis nicht lebensbedrohend und verursacht normalerweise auch keine bleibenden Gelenkschäden. Üblicherweise heilt die Krankheit nach etwa sechs Monaten aus. Bei manchen Betroffenen (geschätzt bis zu 10%) kann die Arthritis allerdings auch chronisch werden oder es kann zu Rückfällen kommen.

Vorsicht bei Entzündungsschmerzen nach einer Infektion!

Diagnose

Anamnese: Grundlage der Diagnose ist die genaue Befragung durch den Arzt (Anamnese). Wenn er von Ihnen hört, dass Sie in der letzten Zeit eine Blasen- oder Harnröhrenentzündung bzw. einen Atemwegsinfekt oder eine Durchfallerkrankung durchgemacht haben und nun unter Entzündungsschmerzen in einem oder einigen wenigen großen Gelenk(en) leiden, so kann die Diagnose relativ schnell gestellt werden.

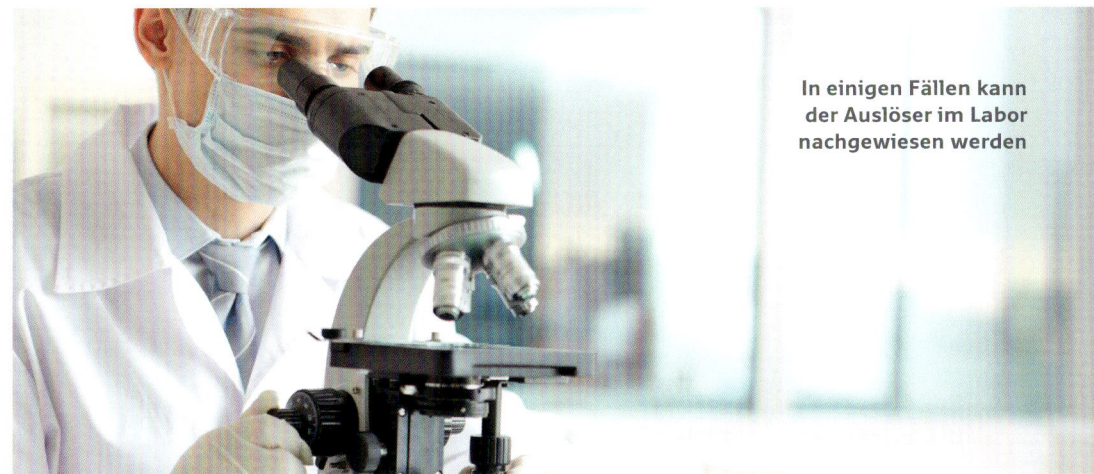

In einigen Fällen kann der Auslöser im Labor nachgewiesen werden

Labor: Manchmal ist es möglich, den auslösenden Erreger mittels Laboruntersuchung (Kulturen, molekularbiologische Nachweise) am Ort der Infektion (Schleimhautabstrich, Auswurf, ...) nachzuweisen. Liegt die ursächliche Infektion schon mehrere Wochen zurück und gelingt der Erregernachweis nicht mehr, so kann man im Blut nach Antikörpern gegen die Krankheitserreger suchen. Allerdings sind, da viele dieser Infektionen sehr häufig auftreten, die Antikörperbefunde im Blut oft positiv, ohne dass dieser Befund etwas mit der Arthritis zu tun haben muss. Die Anordnung einer solchen Untersuchung und vor allem die Interpretation des Befundes sollten unbedingt durch einen erfahrenen Spezialisten erfolgen. Unkritisches Testen führt oft zu falsch positiven Befunden und kann somit eine Fehldiagnose bedeuten.

Bildgebende Verfahren: In Ultraschall und Röntgen kann das Ausmaß der Entzündung festgestellt werden. Falls eine Entzündung der Wirbelsäule vermutet wird, kann Ihr Arzt auch eine Magnetresonanzuntersuchung empfehlen.

Behandlung

Die Behandlung besteht in erster Linie in der Gabe von Medikamenten, die in der Regel sehr gut wirksam sind. Ergänzende Maßnahmen können helfen, Schmerzen zu lindern bzw. die Muskulatur zu stärken.

Medikamente:

NSAR (nicht-steroidale Antirheumatika) bilden die Basis der Behandlung. Sie wirken schmerzstillend und entzündungshemmend. Die meisten Patienten werden damit beschwerdefrei.

Kortison kann in schweren Fällen für kurze Zeit verordnet werden, wenn NSAR nicht ausreichend sind. Auch als Injektion in ein betroffenes Gelenk ist Kortison meist sehr effektiv und kann zum raschen Abheilen der Arthritis führen.

Antibiotika kommen dann zur Anwendung, wenn der auslösende Erreger nachgewiesen werden konnte. Sie können zwar die Arthritis selbst nicht bessern, verringern jedoch das Risiko für Rückfälle durch diesen Erreger.

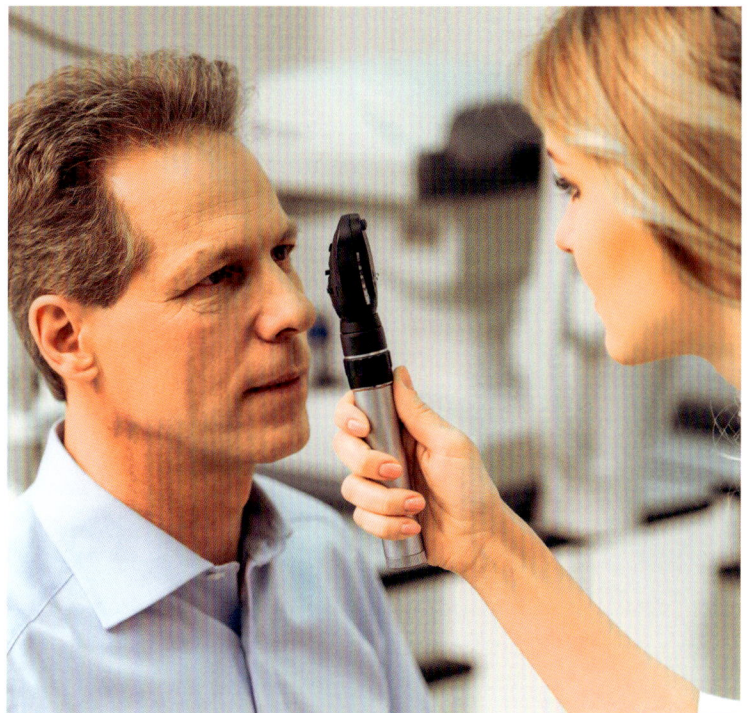

→ *Eine chronisch gewordene Arthritis wird wie die rheumatoide Arthritis (siehe Seite 34) behandelt.*

→ *Im Falle einer Augenbeteiligung sollte möglichst rasch ein Augenarzt hinzugezogen werden. Durch eine sofortige Therapie können spätere Sehstörungen verhindert werden.*

Begleitende Maßnahmen:

→ **Kältetherapie** hilft, die Schmerzen zu lindern.

→ **Physiotherapie** wirkt ebenfalls schmerzlindernd und trägt dazu bei, die Beweglichkeit des betroffenen Gelenks zu erhalten.

→ **Bewegungsübungen** sind wichtig, um einer Rückbildung der Muskulatur vorzubeugen.

Ihre Fragen –
unsere
Antworten

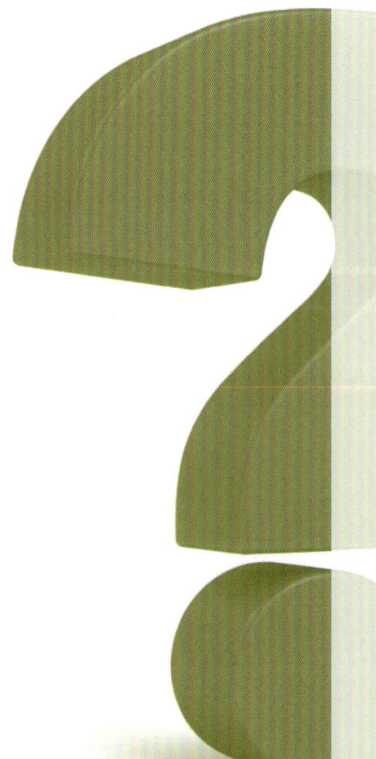

→ *Was hat eine Gelenkentzündung mit einer harmlosen Infektion zu tun?*
Eine Infektion der Blase, der Geschlechtsorgane, der Atemwege oder des Darmes kann eine Gelenkentzündung zur Folge haben. Die jeweiligen Erreger lösen in so einem Fall in einem oder mehreren Gelenken, die vom Ort der Infektion weit entfernt sind, eine Entzündung aus. Man spricht dann von einer reaktiven Arthritis.

→ *Handelt es sich bei der reaktiven Arthritis um eine chronische Erkrankung, durch die Gelenke zerstört werden?*
Nein, in der Regel ist die Krankheitsdauer im Gegensatz zur rheumatoiden Arthritis limitiert und es werden keine Gelenke zerstört. Eine Chronifizierung dieser Gelenkentzündung stellt eine Ausnahme dar.

→ *Wird auch diese Arthritisform mit Basistherapeutika und Biologika behandelt?*

Nur in schweren Fällen chronischer Arthritis. Die meisten Patienten werden mit der Einnahme von NSAR wie Naproxen, Diclofenac, Ibuprofen oder anderen beschwerdefrei. Manchmal ist eine kurzfristige Behandlung mit Kortison notwendig.

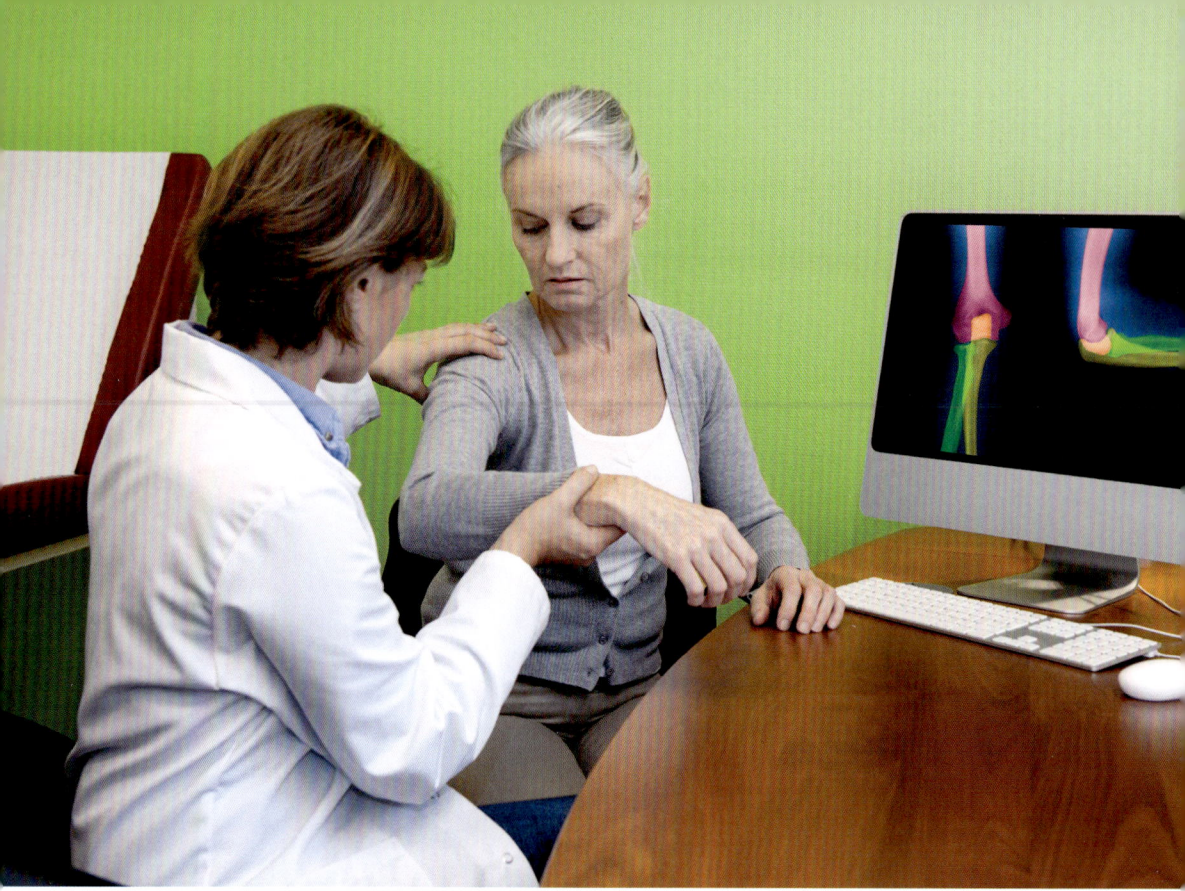

5. Polymyalgie (Polymyalgia rheumatica)

Polymyalgie – was ist das?

Bei der Polymyalgie handelt es sich um eine entzündliche Autoimmunerkrankung, die in erster Linie mit Schmerzen und Bewegungseinschränkungen im Schulter- und Beckengürtel einhergeht. Die Krankheit tritt vorwiegend bei Personen über 50 auf, der Altersgipfel liegt bei 70 Jahren. Frauen sind dreimal so häufig betroffen wie Männer.

Insgesamt werden pro Jahr in Österreich zwischen 1.600 und 4.000 Neuerkrankungen diagnostiziert. In etwa 10% der Fälle kommt es zusätzlich zu einer Entzündung der Schläfenarterie (Arteria temporalis), einer Riesenzellarteriitis, was eine Verengung oder gar einen Verschluss der betroffenen Gefäße sowie gravierende Augenschäden zur Folge haben kann.

Ursachen

Leider weiß man noch immer nicht, welche Faktoren zur Entstehung einer Polymyalgie führen. Wie bei anderen rheumatischen Erkrankungen attackieren Abwehrstoffe körpereigenes Gewebe und lösen als Reaktion Entzündungen aus. Die Anlage dazu dürfte vererbt sein. Man nimmt auch an, dass ein Zusammenhang mit Infekten besteht, da es mitunter saisonal zu einem gehäuften Auftreten der Krankheit kommt. Allerdings sind dies nur Vermutungen.

Symptome

Typisch für eine Polymyalgie ist ihr plötzlicher Beginn. Betroffene legen sich abends relativ beschwerdefrei ins Bett und können bei hoher Entzündungsaktivität häufig in der Früh kaum noch aufstehen. Starke Schmerzen in den Oberarmen, die einem Muskelkater ähneln und morgens am schlimmsten sind, sowie Steifigkeit im Hals-Schulter-Arm-Bereich mit massiver Bewegungseinschränkung machen es dann unmöglich, die Arme über Schulterhöhe anzuheben. Die Morgentoilette mit Zähneputzen, Kämmen, Rasieren etc. wird zu einer nahezu unüberwindbaren Herausforderung.

Zumeist sind gleichzeitig die Oberschenkel und der Beckengürtel betroffen. Patienten tun sich schwer beim Aufstehen aus einem Sessel sowie beim Treppensteigen. Typisch: Die Beschwerden treten fast immer symmetrisch an beiden Körperseiten auf. Zusätzlich können manchmal die Fingergrund- und -mittelgelenke anschwellen.

Vorsicht: Gefäße sind oft mitbetroffen!

Sehr oft ist die Polymyalgie kombiniert mit einer Gefäßentzündung, insbesondere der Schläfenarterie. Man spricht dann von einer *Riesenzellarteriitis.* Kommt es neben den typischen Polymyalgie-Beschwerden auch zu Kopfschmerzen, Sehstörungen, tastbar hervortretender Arterie an der Schläfe und allgemeinem Krankheitsgefühl, könnte das ein Hinweis

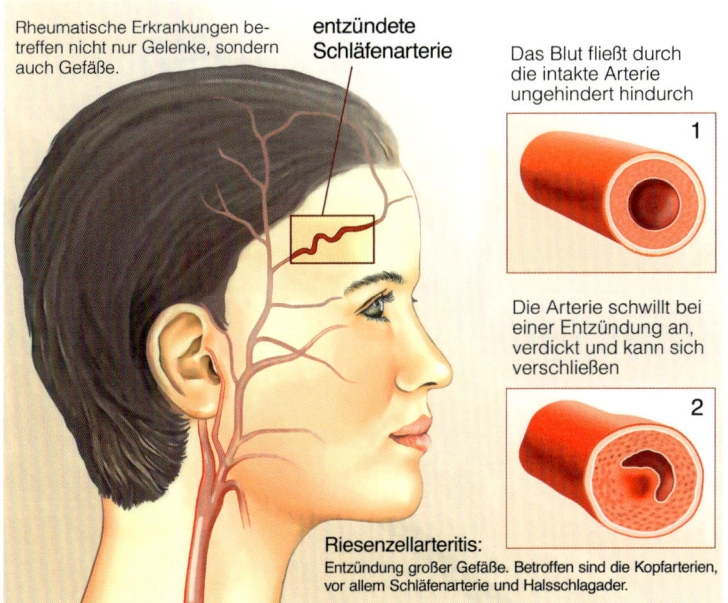

Rheumatische Erkrankungen betreffen nicht nur Gelenke, sondern auch Gefäße.

entzündete Schläfenarterie

Das Blut fließt durch die intakte Arterie ungehindert hindurch

1

Die Arterie schwillt bei einer Entzündung an, verdickt und kann sich verschließen

2

Riesenzellarteritis:
Entzündung großer Gefäße. Betroffen sind die Kopfarterien, vor allem Schläfenarterie und Halsschlagader.

auf eine Beteiligung der Schläfenarterie sein. Hier ist schnelles Handeln, sprich, die sofortige Behandlung mit Kortison angesagt, denn bei einer Entzündung der Schläfenarterie ist das Augenlicht in Gefahr!

Auch große Körperschlagadern sind manchmal vom Entzündungsgeschehen mitbetroffen, wodurch das Risiko für die Bildung eines Aneurysmas ansteigt.

Nicht nur wegen der Schmerzen und der massiven Bewegungseinschränkung, sondern auch wegen dieser Begleiterkrankungen ist eine frühzeitige Diagnose mit raschem Behandlungsbeginn von größter Bedeutung.

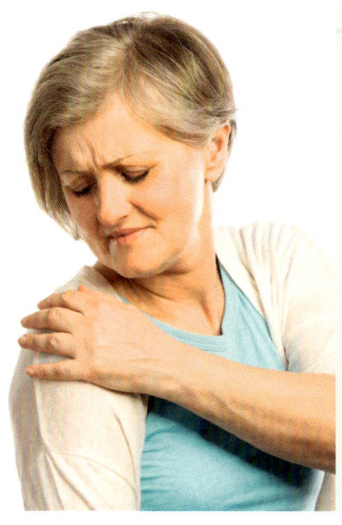

Warnzeichen auf einen Blick:

→ plötzliches Auftreten der Beschwerden

→ muskelkaterähnliche Schmerzen im Schulter-Arm-
und/oder Becken-Oberschenkel-Bereich – immer symmetrisch

→ massive Bewegungseinschränkung

→ Beschwerden sind in der Früh am stärksten und bessern sich langsam

→ manchmal zusätzlich Kopfschmerzen und allgemeines
Krankheitsgefühl

Diagnose

Ausschlussverfahren: Bei den genannten Beschwerden ist immer eine umfassende Durchuntersuchung notwendig, da die Polymyalgie anderen Krankheitsbildern ähnelt und diese erst ausgeschlossen werden müssen.

Klinische Tests: Körperliche Untersuchungen am Patienten haben meist keinen eindeutigen Beweischarakter.

Labor: Im Laborbefund ist die Blutkörperchen-Senkungsge-schwindigkeit (BSG oder „Blutsenkung") deutlich erhöht, eben-so das C-reaktive Protein (CRP); siehe dazu *Seite 48*. Da dies jedoch fast bei jeder Entzündung der Fall ist, stellt das Labor nur dann eine Abrundung der Diagnose dar, wenn zusätzlich die beschriebenen Beschwerden bestehen.

Typisch: ein akuter Beginn der Beschwerden

Für die Diagnose relevant sind folgende Faktoren:
→ die klinischen Symptome mit Schulterschmerz und/oder Beckengürtelschmerz
→ der symmetrische Befall
→ der akute Beginn der Beschwerden
→ die meist hochgradige Erhöhung der Entzündungsparameter im Blut
→ Steifigkeit länger als eine Stunde
→ Alter über 65 Jahre
→ Gewichtsverlust und/oder Depression

Je mehr Faktoren vorhanden sind, desto wahrscheinlicher wird die Diagnose.

Differenzialdiagnose
Auszuschließen sind z.B. folgende Krankheiten mit ähnlichen Symptomen:
→ rheumatoide Arthritis mit Weichteilbeteiligung (Alterspolyarthritis)
→ Muskelerkrankungen (Myositis)
→ Fibromyalgie (siehe *Seite 172)*
→ bösartige Tumoren
→ u.a.

Behandlung

Viele Patienten versuchen anfangs vergeblich, die Schmerzen mit Schmerzmitteln wie nicht-steroidalen Antirheumatika (NSAR) in den Griff zu bekommen. NSAR bringen jedoch in diesem Fall keine wesentliche Linderung.

Kortison stoppt die Entzündung

Nur Kortison kann helfen!
Das Medikament der Wahl bei Polymyalgie ist **Kortison!** Es hilft rasch, stoppt die Entzündung, bessert die Beschwerden schlagartig und bannt die Gefahr von Folgeschäden, falls Gefäße von der Entzündung mitbetroffen sind. Daher ist der rasche Einsatz dieses Medikaments wichtig.
Tritt durch Kortison keine Besserung ein, ist die Diagnose neu zu überdenken.
Die Kortisontherapie beginnt meist mit einer höheren Dosierung, die mit dem Abnehmen der Entzündung ganz langsam reduziert wird. Durch regelmäßige Kontrollen der Entzündungsparameter im Blut kann die Dosis dem Krankheitsgeschehen optimal angepasst werden. Die notwendige Behandlungsdauer ist individuell verschieden und kann sich bei absteigender und schließlich niedriger Erhaltungsdosis zwischen etwa sechs Monaten bis zu mehreren Jahren erstrecken. Wird durch die Kortisonbehandlung die Entzündung nicht ausreichend verringert oder ist die Gefahr von Nebenwirkungen aufgrund langer, hoch dosierter Kortisonbehandlung zu groß, wird der Arzt zusätzlich das Medikament **Methotrexat** (aus der Gruppe der DMARDs; siehe dazu *Seite 243)* verordnen. Damit kann möglicherweise der Kortisonbedarf reduziert werden.

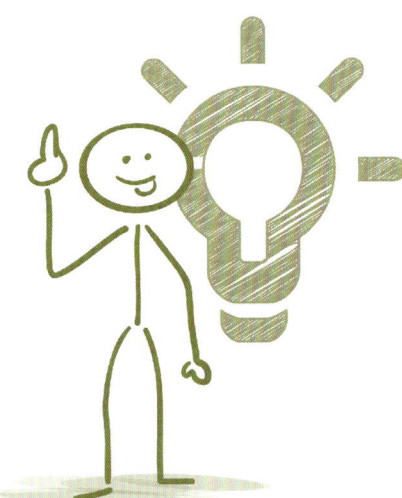

Wissen in Kürze:

Kortison – Wundermittel oder Gefahr?

Kortison ist ein körpereigenes Hormon aus der Gruppe der Kortikosteroide, das in der Nebenniere gebildet wird und ohne das wir nicht lebensfähig wären.

Als Medikament ist Kortison zweifellos ein „Wundermittel", weil es eine sehr starke entzündungshemmende Wirkung hat und bei allen entzündungsbedingten Erkrankungen ausgezeichnet hilft. In vielen Fällen ist eine Therapie mit Kortison sogar lebensnotwendig!

Die Medaille hat aber eine zweite Seite, nämlich die der möglichen Nebenwirkungen wie Osteoporose, dünne, brüchige Haut, Wassereinlagerungen im Gewebe, Gewichtszunahme, Muskelabbau etc. Das ist auch der Grund, warum viele Menschen eine – manchmal stark übertriebene – Angst vor Kortison haben.

Daher wird Ihr Arzt im Falle einer notwendigen Behandlung mit Kortison genau abwägen, welche Dosis er wie lange einsetzt und welche Begleitmaßnahmen zu treffen sind, um bei bestmöglichem Behandlungserfolg die Nebenwirkungen in Grenzen zu halten.

Ihre Fragen – unsere Antworten

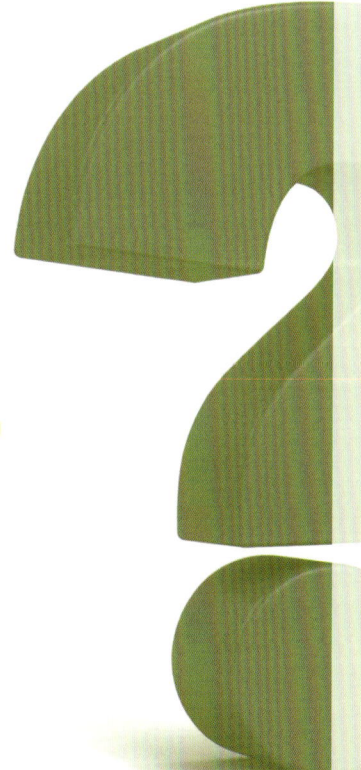

→ *Wie äußert sich eine Polymyalgie?*

Diese entzündliche rheumatische Erkrankung geht mit starken Schmerzen und massiver Steifigkeit einher. Die Beschwerden finden sich vor allem im Bereich der Oberarme und des Schultergürtels, an den Oberschenkeln und am Beckengürtel, und zwar symmetrisch. Die Krankheit tritt ganz plötzlich ohne Vorwarnung, oft praktisch über Nacht, auf.

→ *Kann man der Krankheit vorbeugen, indem man gewisse Risikofaktoren meidet?*

Leider nein. Die Ursache ist nicht vollständig geklärt. Die Vererbung dürfte eine Rolle spielen, eventuell besteht auch ein Zusammenhang mit Infekten. Aber bis jetzt sind keine gesicherten Risikofaktoren bekannt.

→ *Ist Polymyalgie gefährlich?*

Da oft gleichzeitig wichtige Blutgefäße entzündet sind, ist es wichtig, die Polymyalgie rasch zu behandeln, weil dies sonst zu schwersten Folgeerscheinungen führen kann.

→ *Wie wird behandelt?*

Die Standardbehandlung besteht in der Gabe von Kortison in einer Dosis, die dem Entzündungsgeschehen angepasst und danach langsam bis auf eine niedrige Erhaltungsdosis verringert wird. Kortison bessert die Beschwerden rasch und beugt den Folgeschäden eventuell vorhandener Gefäßentzündungen vor.

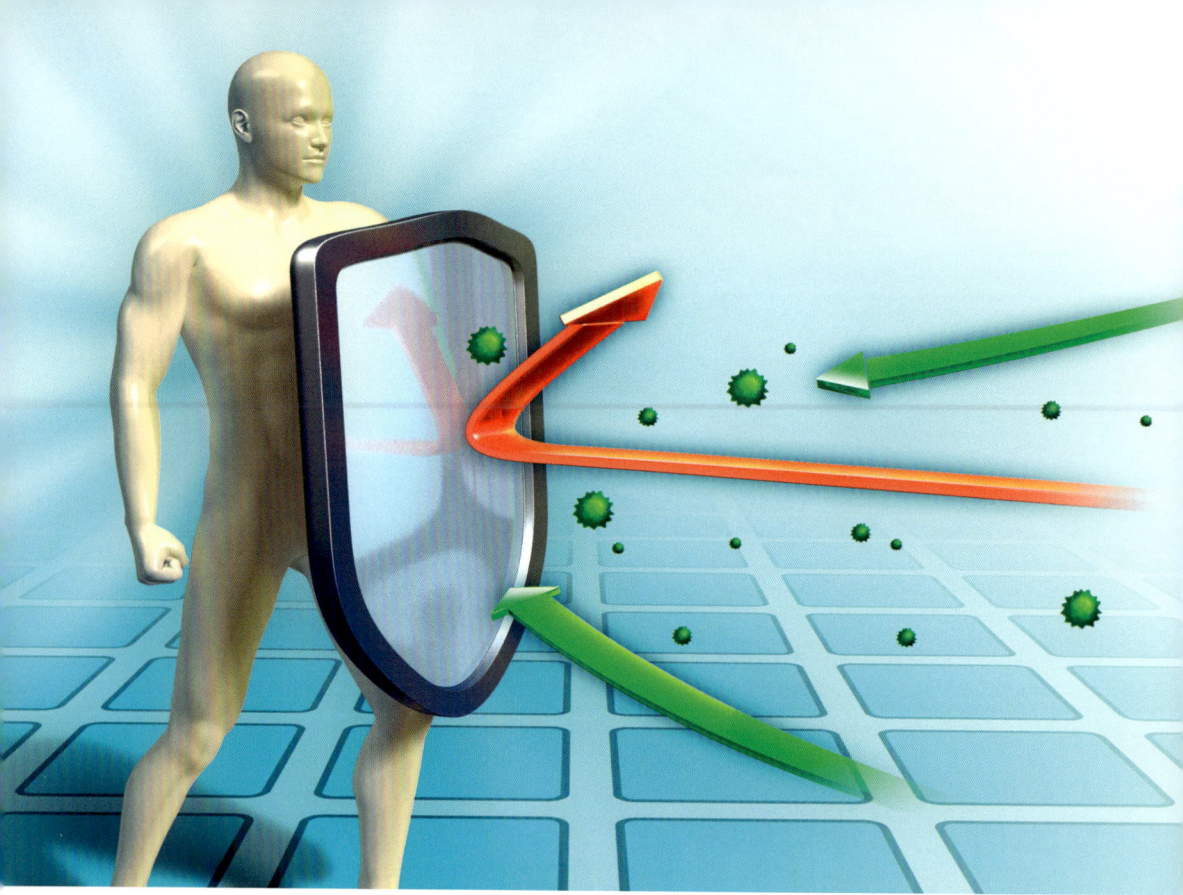

6. Kollagenosen

Kollagenose – was ist das?

Unter dem Begriff Kollagenosen werden entzündlich-rheumatische Erkrankungen zusammengefasst, bei denen das Immunsystem Teile des körpereigenen Gewebes (das zu großen Teilen Kollagen enthält) als fremd wahrnimmt und dagegen Antikörper (Autoantikörper) bildet. Man spricht daher – wie bei manchen anderen Rheumaformen – von Autoimmunerkrankungen. Da sich Bindegewebe überall im Körper befindet und in praktisch allen Organen enthalten ist, steht bei den Kollagenosen die Beteiligung innerer Organe, der Schleimhäute oder der Haut im Vordergrund. Allerdings können sich die Krankheiten auch an Muskeln und Gelenken manifestieren.

Während bei anderen rheumatischen Erkrankungen somit primär Gelenke betroffen und innere Organe nur manchmal mitbeteiligt sind, ist dies bei den Kollagenosen umgekehrt.

Kollagenosen sind zwar schwerwiegende Krankheiten, treten aber eher selten auf. Sie betreffen weniger als 1 Promille der Bevölkerung.

Wissen in Kürze:

Böse Autoantikörper?

Autoantikörper, die gegen körpereigene Substanzen gerichtet sind, gehören zum normalen Immunsystem und sind nicht grundsätzlich etwas Böses, sondern oft sehr nützlich. Wenn Sie beispielsweise erkältet sind und wegen Ihrer angeschwollenen Nasenschleimhäute nicht durch die Nase atmen können, leisten die Autoantikörper Erste Hilfe! Sie attackieren die geschädigten Schleimhautanteile, die Schleimhaut schwillt ab und Sie bekommen wieder Luft.

Bei gesunden Menschen wird die Produktion der Autoantikörper reguliert, sodass diese nur dann in Aktion treten, wenn sie gebraucht werden.

Anders bei Autoimmunerkrankungen. In diesem Fall werden Autoantikörper in überschießendem Maß produziert und greifen Körpergewebe an, obwohl es nicht notwendig ist. In der Folge werden Gewebe, z.B. Gelenke oder Organe, geschädigt.

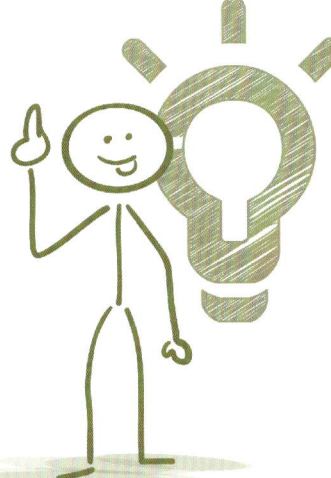

Die Kollagenosen werden je nach Art des Organbefallmusters und der Autoantikörper in verschiedene Gruppen unterteilt, von denen jede ihrerseits wieder ein breites Spektrum an Erkrankungen beinhaltet. Es würde den Rahmen dieses Buches sprengen, auf alle Kollagenosen und ihre Unterformen einzugehen, daher beschränken wir uns auf die vier häufigsten: Lupus erythematodes, Sklerodermie, Myositis und Vaskulitis.

Die häufigsten Erscheinungsformen

Lupus erythematodes

Der Lupus hat unter den Kollagenosen das breiteste Spektrum an Krankheitsausprägungen, von Hauterscheinungen bis Hirnentzündung, von leicht bis lebensbedrohend.

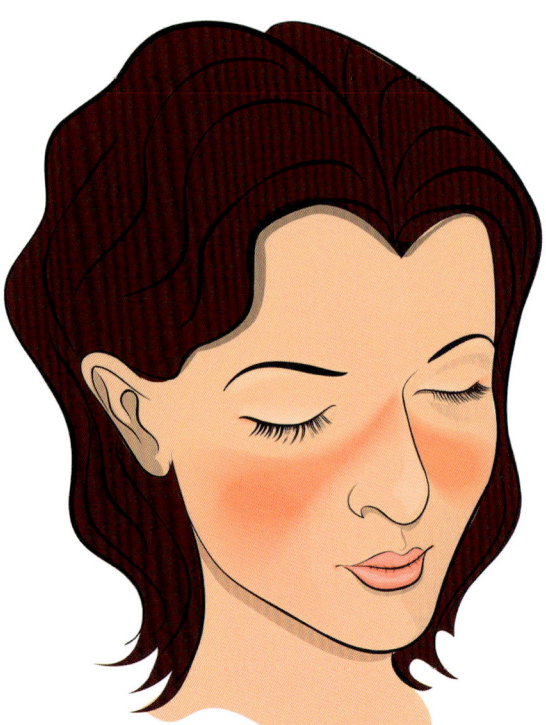

Typisch, aber nicht immer vorhanden: schmetterlingsförmige Rötung des Gesichts

→ *Diskoider Lupus:* Die Erkrankung zeigt sich auf der Haut durch schuppende Herde und fleckförmigen Haarausfall.

→ *Schmetterlingserythem:* schmetterlingsförmige Rötung im Gesicht in den von der Sonne bestrahlten Bereichen, typischerweise mit Aussparung der Region um den Mund und um die Augen

→ *Nephritis:* Sehr häufig manifestiert sich der Lupus erythematodes in der Niere, es kommt zur Nierenentzündung (Nephritis) mit Folgen wie Eiweißverlust oder sogar schweren Organschäden, sodass der Patient dialysepflichtig werden kann.

→ *Autoimmune Pneumonie:* Die Krankheit greift die Lunge an und führt zu einer Lungenentzündung.

→ *Hirnentzündung:* Die Folge können epileptische Anfälle sein, Lähmungen, Erblindung, Taubheit und Sprechstörungen bis hin zum Koma.

→ *Nervenentzündung:* Betroffen sind die peripheren Nerven mit Schmerzen, Gefühlsstörungen oder Lähmungen.

→ *Gefäßentzündung (Vaskulitis) und Herzbeteiligung:* Es können alle Organe befallen sein. Häufig kommt es zu einer Entzündung der Herzklappen (Lupus-Endokarditis).

→ *Serositis:* Bei dieser Form des Lupus sind jene Häute entzündet, die Körperhöhlen auskleiden, also Rippenfell, Bauchfell und Herzbeutel.

→ *Entzündung blutbildender Organe:* Betroffen sind hier das Knochenmark und die Lymphknoten.

→ *Gelenkentzündung:* Dabei handelt es sich um eine Sonderform der Arthritis, die Lupus-Arthritis. Sie verursacht zwar eine Verformung des betroffenen Gelenks, dieses wird aber im Gegensatz zur rheumatoiden Arthritis nicht zerstört.

Kollagenosen mit ihren vielfältigen Ausprägungen können jedes Organ betreffen

Aufgrund der vielfältigen Erscheinungsformen ist der Lupus erythematodes eine Krankheit, bei der neben dem Facharzt für Rheumatologie auch Ärzte anderer Fachrichtungen in die Behandlung eingebunden sind.

Sklerodermie

Auch hier können Haut und alle inneren Organe betroffen sein. Die Entzündung selbst verläuft nicht so massiv wie beim Lupus, es kommt vorwiegend zu Verhärtungen mit Einlagerung von Bindegewebsfasern („Fibrose"). Diese können praktisch jedes Organ betreffen, am öftesten sind die Haut, die Lunge, das Herz, die Nieren, der Darm oder Sehnen und Gelenke befallen. Häufig ist auch eine Entzündung der Speichel- oder Tränendrüsen, die manchmal zu extremer Trockenheit von Mund und Augen („Sicca-Syndrom") führen kann. Viele Betroffene leiden unter anfallsartig auftretenden Krämpfen der Arterien, vor allem an Händen oder Füßen. Diese führen zu schmerzhaften Durchblutungsstörungen (Morbus Raynaud).

Myositis

In erster Linie kommt es bei dieser Gruppe von Kollagenosen zu Muskelentzündungen. Zusätzlich zu den Muskeln können die Haut, die Lunge oder die Nieren betroffen sein, in seltenen Fällen auch der Herzmuskel, was in der Folge zu einer Herzschwäche führt.

Eigenständige Vaskulitis

Im Unterschied zu einer Vaskulitis (Gefäßentzündung) als Erscheinungsform des Lupus erythematodes gibt es unter den Kollagenosen die Vaskulitis als eigene Krankheitsgruppe. Deren häufigster Vertreter ist die Riesenzellarteriitis. Hier kommt es zu einer sehr schmerzhaften und gefährlichen Entzündung der Schläfenarterie oder anderer größerer oder mittlerer Arterien. Die Riesenzellarteriitis kann auch im Zusammenhang mit einer Polymyalgia rheumatica auftreten (siehe *Seite 98*).

Ursachen

Bei allen Kollagenosen sind mehrere Faktoren für das Krankheitsgeschehen ausschlaggebend, die man allerdings nur zum Teil kennt.

Immer liegt eine genetische Disposition (erbliche Veranlagung) vor. Hinzu kommen Faktoren, die die Krankheit letztlich zum Ausbruch bringen können. So weiß man, dass Rauchen eine Rolle spielt. Vermutet wird auch ein Einfluss der Geschlechtshormone, da es bei vielen Kollagenosen zu geschlechtsbetonter Häufung kommt. So erkranken an Lupus vorwiegend Frauen, von vielen Vaskulitis-Formen sind eher Männer betroffen.

Als weitere **Risikofaktoren** gelten:
→ Stress
→ Sonnenbestrahlung (v.a. für den Lupus)
→ Infekte (z.B. Hepatitis bei Lupus erythematodes und manchen Vaskulitis-Formen)

Symptome

Beim **Lupus** sind die Symptome sehr unspezifisch und extrem vielfältig, da die Krankheit zahlreiche Erscheinungsformen hat und alle Organe betreffen kann. Allgemeine Symptome sind Abgeschlagenheit, Fieber, Ödeme (Schwellungen) und eventuell unspezifische Gelenkschmerzen. Bei Hautbefall sind oft eindeutige Hautveränderungen im Gesicht zu sehen, nämlich schmetterlingsförmig an Wangen und Nase. Bei Organbefall entsprechen die Symptome den jeweiligen Krankheitsausprägungen in den betroffenen Organen.

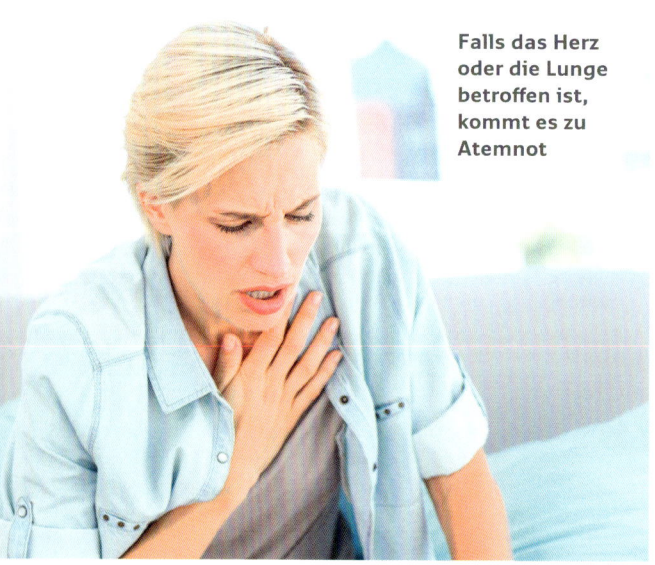

Falls das Herz oder die Lunge betroffen ist, kommt es zu Atemnot

Eine **Sklerodermie** zeigt sich durch verhärtete Veränderungen in verschiedenen Bereichen. Sind die Finger betroffen, bilden sich „Madonnenfinger" oder „Krallenfinger", bei Darmbeteiligung kommt es zu extremer Darmträgheit oder Durchfall. Sind Herz oder Lunge in Mitleidenschaft gezogen, so entsteht Atemnot bzw. es treten Herzrhythmusstörungen oder Herzschwäche auf. Bei manchen Patienten verkleinert sich auch die Mundöffnung, was die Nahrungsaufnahme oft sehr erschwert.

Auf **Myositis** weisen Muskelschmerzen oder ausgeprägte Schwäche hin. Sind Organe betroffen, kommt es zu für diese Organe charakteristischen Krankheitszeichen.

Eine **Riesenzellarteriitis** macht sich durch Kopfschmerzen, Schmerzen der Schultermuskulatur, eventuell Sehstörungen, Fieber und eine verdickte, hervortretende Schläfenarterie bemerkbar.

Diagnose

Die Diagnose ergibt sich aus der Schilderung der Beschwerden, der klinischen (körperlichen) Untersuchung und bestimmten Kombinationen von Symptomen.

Leitet der untersuchende Arzt daraus den Verdacht auf eine Kollagenose ab, so kann eine Laboruntersuchung auf Autoantikörper Sinn machen. Allerdings nur dann! Denn durch die alleinige Blutuntersuchung kommt es zu zahlreichen falsch positiven Befunden, die beim Patienten unnötige Panik erzeugen. Nur wenn gleichzeitig bestimmte Symptome auftreten, ist das Übermaß an Autoantikörpern im Blut tatsächlich aussagekräftig.

Behandlung

Das wichtigste Medikament zur wirksamen Behandlung von Kollagenosen ist **Kortison,** das als Erstlinientherapie eingesetzt wird. Abhängig vom Schweregrad der Erkrankung kommt Kortison in höherer oder niedriger Dosis und meist nur kurzfristig zur Anwendung. In Ausnahmefällen muss auf Dauer mit Kortison behandelt werden.

Kortison ist unverzichtbar

Normalerweise wird Kortison innerhalb von Wochen bzw. einigen Monaten schrittweise reduziert und schließlich abgesetzt. Parallel werden dann meist andere Medikamente (Immunsuppressiva) dazukombiniert, deren Wirkung erst verzögert eintritt. In leichteren Fällen sind das **Azathioprin, Mycophenolat** und **Methotrexat,** bei schweren Krankheitsbildern kommen die Medikamente **Cyclophosphamid, Rituximab** und **Belimumab** zum Einsatz. Sie zerstören oder inaktivieren jene Zellen, die Autoantikörper produzieren. Auch diese Präparate werden nach einem halben Jahr bis Jahr – je nach Behandlungserfolg – schrittweise reduziert. Bei vielen Betroffenen muss allerdings eine Dauertherapie mit diesen Medikamenten in möglichst niedriger Dosierung beibehalten werden.

Ihre Fragen – unsere Antworten

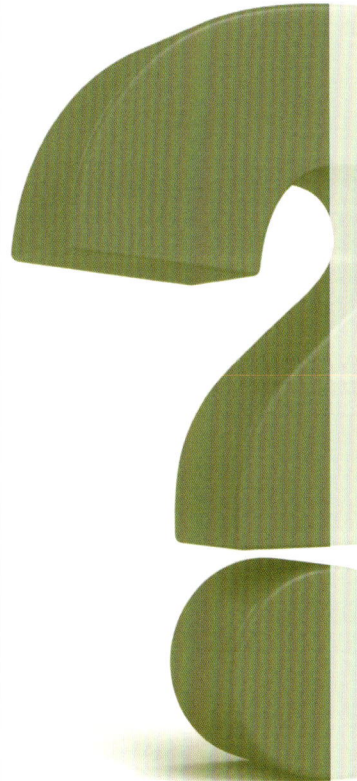

→ *Was sind Kollagenosen?*
Entzündliche Autoimmunerkrankungen, die sich hauptsächlich in inneren Organen oder auf der Haut manifestieren. Sehr oft sind auch Muskeln und Gelenke betroffen, weshalb diese Erkrankungen zum rheumatischen Formenkreis gezählt werden. Sie treten in zahlreichen vielfältigen Erscheinungsformen auf. Die häufigsten sind Lupus erythematodes, Sklerodermie, Myositis und Vaskulitis.

→ *Ist Lupus erythematodes nicht eine Hautkrankheit?*
Ja und nein. Es gibt zahlreiche Erscheinungsformen des Lupus. Eine häufige Form geht mit fleckförmigen, schuppenden Hautveränderungen einher und wird diskoider Lupus genannt. Die Krankheit kann aber auch innere Organe, Nerven, Blutgefäße und Gelenke befallen.

→ *Kennt man die Ursachen für Kollagenosen?*
Zum Teil. Man weiß, dass die Vererbung eine grundlegende Rolle spielt und zusätzliche Faktoren bei bestehender Anlage zum Ausbrechen der Krankheit führen können. Einer dieser Faktoren ist das Rauchen. Bei anderen, wie z.B. der Rolle von Hormonen, gibt es vorerst nur Vermutungen.

→ *Welcher Arzt ist zuständig?*
Diagnose und Einleitung der Therapie werden vom Facharzt
für Rheumatologie in Zusammenarbeit mit dem Facharzt für
den jeweils betroffenen Körperbereich (Internist, Kardiologe,
Pneumologe, Nephrologe, Neurologe, Dermatologe etc.) vorgenommen. Für die weitere Überwachung der Behandlung ist
der Hausarzt zuständig. Allerdings nehmen die Fachärzte regelmäßige Kontrolluntersuchungen vor.

→ *Wie werden Kollagenosen behandelt?*
In erster Linie mit Kortison, das dann nach und nach reduziert
und durch andere Medikamente (sog. Immunsuppressiva) ersetzt wird.

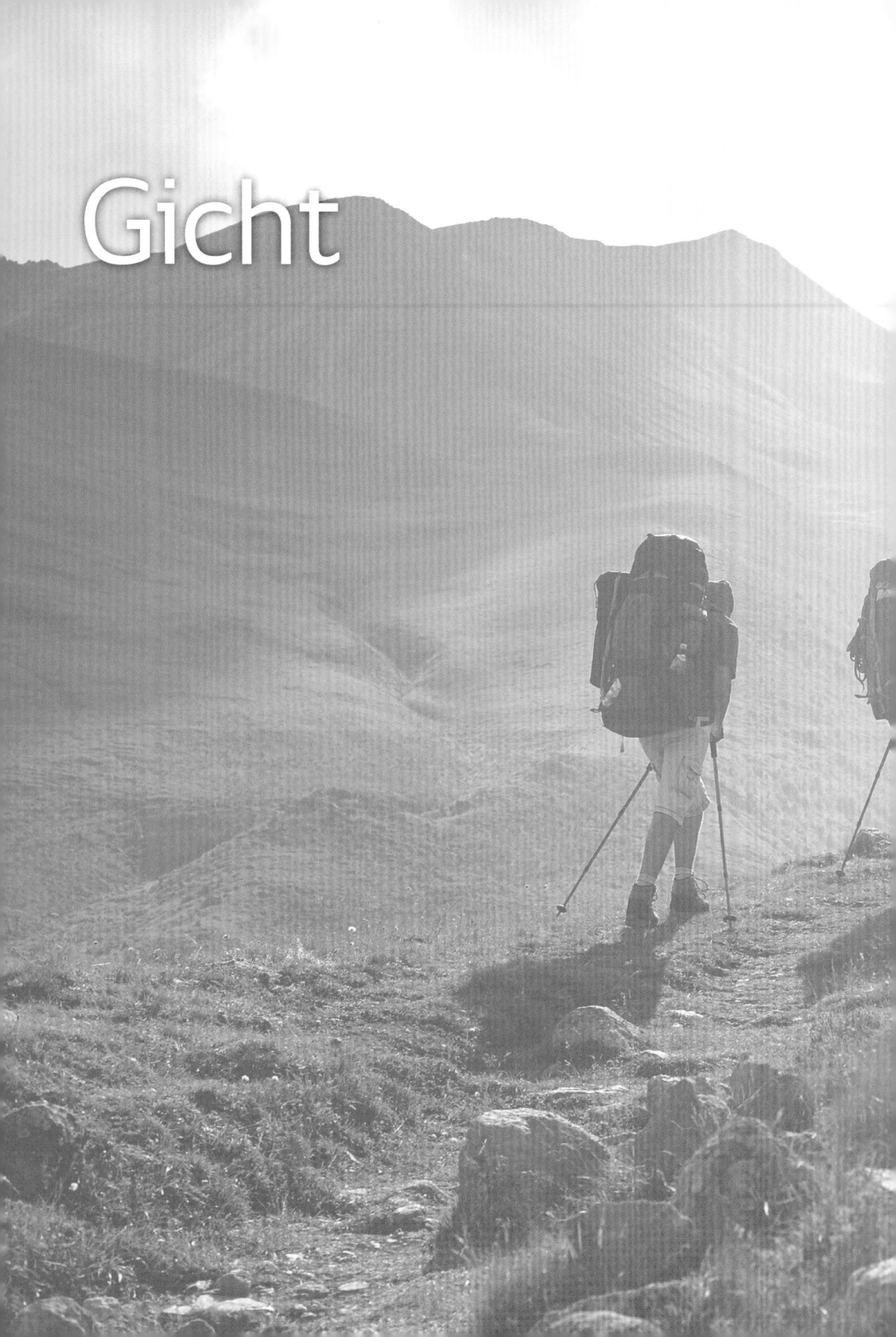

Gicht

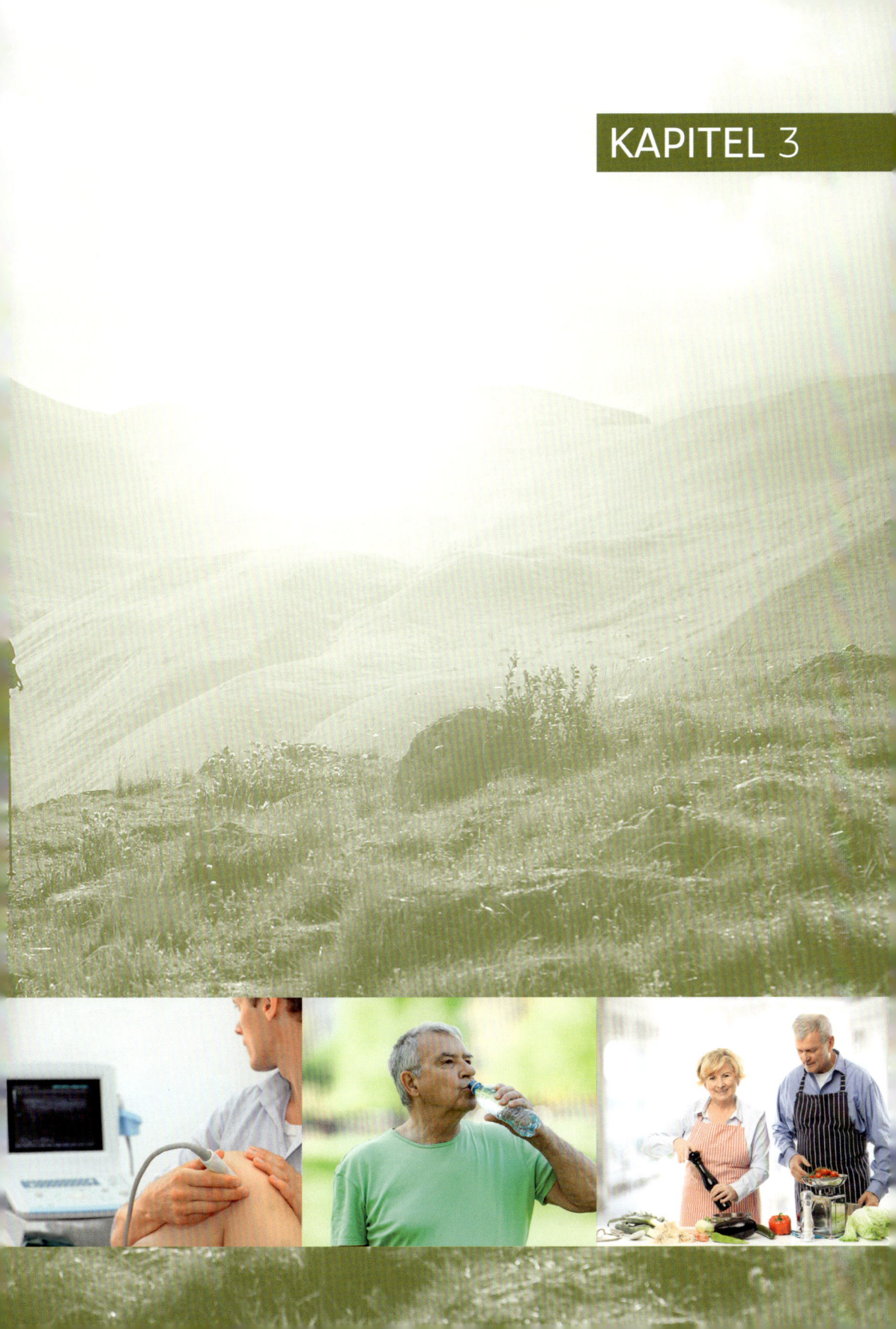

KAPITEL 3

Das „Zipperlein" der Könige und Kaiser

Feuerwerk in meiner großen Zehe

Mit Gemüse konnte man mich immer jagen! Da nützten auch die vielen Gesundheitspredigten meiner Frau nichts. Mir als „Fleischfresser" geht eben nichts über einen guten Schweinsbraten und ein, zwei Bier dazu oder ein schönes Steak, begleitet von einem edlen Rotwein.

Und dann die Nacht nach einem herzhaften Grillabend: Geschrien habe ich vor Schmerzen, wenn die dünne Sommerbettdecke auch nur leicht an meiner rechten großen Zehe ankam. „Das kommt vom vielen Fleischessen", wusste meine Frau es wieder einmal besser. Und leider hatte sie recht.

Unser Hausarzt hat dann ihre „Diagnose" auch bestätigt: akuter Gichtanfall, zu viel Harnsäure. Er riet mir, viel zu trinken (allerdings hauptsächlich Wasser!), um die Harnsäurekristalle auszuschwemmen, und meinen Fleischkonsum einzuschränken. Natürlich gab es unterstützend auch Medikamente, aber ohne Änderung der Essgewohnheiten ginge gar nichts, meinte er.

Der nächtliche Schmerz war mir noch so gegenwärtig, dass ich tatsächlich meine Ernährung umgestellt habe. Tofu oder Geflügel und Fisch statt rotem Fleisch, Wasser statt Alkohol. Meine Geschmacksnerven, gewöhnt an deftige Kost, waren zwar beleidigt, aber mir selbst ging es bald wieder gut.

Langsam verblasste die Erinnerung an die Nacht mit dem irren Schmerz. Weihnachten hatte ich dann schon total darauf vergessen und langte an den Feiertagen wieder herzhaft bei allem zu, was gut und verboten war. An die Silvesternacht möchte ich mich allerdings lieber nicht erinnern: Feuerwerk in meiner großen Zehe …

Mein Arzt war auf Urlaub, aber ich wusste auch so, was ich zu tun hatte: Lieber fades Essen als diese unerträglichen Schmerzen! Inzwischen hat mir meine Frau jedoch bewiesen, dass auch gesundes Essen durch entsprechende Zubereitung sehr schmackhaft sein kann. Dass sie mir zum Geburtstag einen Gemüse-Kochkurs geschenkt hat, finde ich allerdings doch ein bisschen übertrieben …

Horst, 51

zu den am häufigsten von Gicht
betroffenen Gelenken zählt das
Grundgelenk der großen Fußzehe

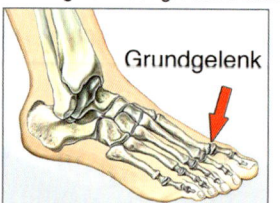

Grundgelenk

Ablagerungen von
Harnsäurekristallen

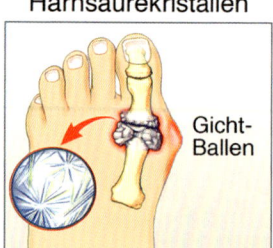

Gicht-
Ballen

geschwollene
Fingergelenke

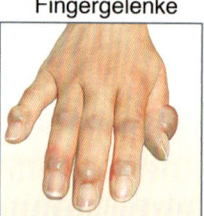

geschwollenes
Kniegelenk

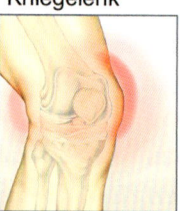

Gicht im Kniegelenkspalt

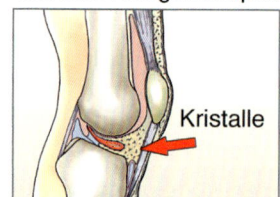

Kristalle

Die erhöhte Harnsäurekonzentration im Blut hat bei der **primären Gicht** als Ursache eine genetisch verminderte Harnsäureausscheidung. Ein folgender akuter Gichtanfall ist dann hauptsächlich auf einen zusätzlichen Diätfehler zurückzuführen, wie es sich beispielsweise an der Zunahme von Gichtanfällen rund um die Weihnachtsfeiertage zeigt.

Bei **sekundärer Gicht** kann der Harnsäurespiegel durch eine chronische Nierenerkrankung, vermehrten Zellzerfall (z.B. bei Krebs) oder durch manche harntreibende Medikamente ansteigen.

Ein chronisch erhöhter Harnsäurespiegel kann nicht nur einen Gichtanfall auslösen, sondern stellt auch eine Gefahr für Nierenschädigung und Herz-Kreislauf-Erkrankungen dar. Daher ist es sinnvoll, bei Patienten mit metabolischem Syndrom (einer Kombination aus Übergewicht, erhöhtem Blutzucker, Bluthochdruck und erhöhten Blutfettwerten) auch den Harnsäurespiegel bestimmen zu lassen.

Wegbereiter für den Gichtanfall

Einige wichtige Risikofaktoren für Gicht sind „hausgemacht", andere kann man nicht beeinflussen. Allerdings lässt sich selbst bei Vorliegen Letzterer das Gesamtrisiko senken, indem man die veränderbaren Faktoren ausschaltet und so eine Kumulation vermeidet.

→ *Risikofaktor Ernährung:* Purinreiches rotes Fleisch (z.B. Rind, Schwein, Lamm, Innereien), Meeresfrüchte, Alkohol (v.a. Bier) und Fruchtzucker (Fruktose) können den Harnsäurespiegel und damit das Gichtrisiko erhöhen.

→ *Risikofaktor Übergewicht:* Je mehr man isst, umso mehr Harnsäure wird dem Körper zugeführt.

→ *Risikofaktor Vererbung:* Gewissen Formen von Gicht liegt zwar eine genetische Disposition (Veranlagung für diese Krankheit) zugrunde, doch bedarf es in der Regel eines Auslösers, damit Gicht auch wirklich auftritt.

→ *Risikofaktor Alter:* Die Gefahr für Gicht steigt im Laufe des Lebens an.

→ *Risikofaktor Geschlecht:* Männer sind 20 Mal häufiger betroffen als Frauen. Man vermutet, dass der Grund dafür höherer Alkoholkonsum und eine ungesündere Ernährung bei Männern sein können.

Behandlung

Die therapeutischen Ziele sind einerseits die Auflösung der Kristalle und andererseits die Senkung des Harnsäurespiegels. Die Art der Behandlung hängt im Detail davon ab, ob es sich um einen akuten Gichtanfall oder um chronische Gicht handelt. Die Therapie des akuten Gichtanfalls besteht immer aus einer Kombination von Medikamenten und Lebensstilmaßnahmen. Bei entsprechender Therapietreue und Mitarbeit des Patienten gelingt es heute sehr gut, die chronische Gichterkrankung unter Kontrolle zu bekommen.

Was tun bei einem akuten Gichtanfall?

Lebensstilmaßnahmen:

→ Viel trinken (2–3 Liter am Tag)! Nur durch Flüssigkeit kann man die kristallisierte Harnsäure wieder zur Auflösung bringen. Reichlich Flüssigkeitszufuhr ist daher eine wichtige Säule in der Behandlung der Gicht.

→ Auslöser vermeiden, daher purinarme Kost (siehe Tabelle *Seite 133)*

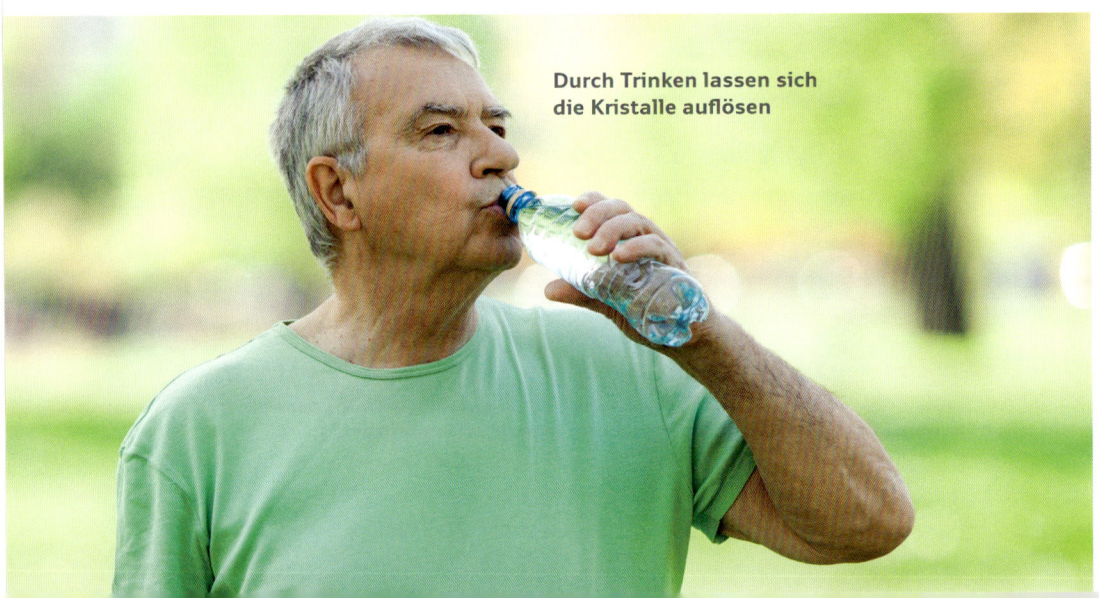

Durch Trinken lassen sich die Kristalle auflösen

→ Während eines Gichtanfalls nicht fasten, keine Radikaldiä-ten! Bei abruptem Gewichtsverlust werden nämlich auch Muskeln abgebaut und im Zuge dieses raschen Abbaus wird vermehrt Harnsäure freigesetzt.

Bei Gicht ist die Mitarbeit des Patienten gefragt

Medikamente:

→ Schmerztherapie mit abschwellenden, entzündungshem-menden NSAR (= nicht-steroidale Antirheumatika; siehe dazu *Seite 55 und 240)*, kombiniert mit einem Magen-schutzpräparat, damit die Magenschleimhaut nicht von dem Medikament angegriffen wird

→ Werden NSAR nicht vertragen oder liegt eine Nierenschädi-gung vor, so kommt stattdessen Kortison zum Einsatz, um die Entzündung zu unterdrücken.

→ Colchicin kann im Akutstadium zur Schmerzlinderung bei-tragen.

Was tun bei chronischer Gicht?

Lebensstilmaßnahmen:

→ reichlich Flüssigkeitszufuhr

→ regelmäßige Bewegung (mindestens zwei- bis dreimal pro Woche jeweils 20–30 Minuten – je nach körperlicher Verfas-sung auch mehr), um Herz-Kreislauf-Erkrankungen, die mit chronisch erhöhter Harnsäure in Zusammenhang stehen, zu vermeiden. Außerdem verhindert körperliche Aktivität im Falle einer Gewichtsreduktion den Muskelabbau.

→ langsame (!) Gewichtsabnahme, da Übergewicht einen Risi-kofaktor für erhöhte Harnsäure darstellt

Medikamente:

Sie haben das Ziel, die Harnsäure bei Gichtpatienten zu senken. Ist nur die Harnsäure erhöht, ohne dass eine Gichterkrankung (mindestens zweimal pro Jahr ein Gichtanfall) oder eine Störung der Nierenfunktion vorliegt, so besteht kein medizinischer Grund für die Behandlung mit harnsäuresenkenden Medikamenten.

An Medikamenten kommen Xanthinoxidasehemmer zum Einsatz, die die Harnsäureproduktion hemmen. Dazu gehören:
→ Allopurinol (z.B. Urosin®)
→ Febuxostat (z.B. Adenuric®)

Bei erfolgreicher, anhaltender Harnsäuresenkung losen sich die Kristalle innerhalb von Monaten bzw. Jahren wieder auf. Mit normalem Harnsäurespiegel im Blut kommt es zu keinem Gichtanfall mehr und damit sinkt auch das Risiko für Herz-Kreislauf-Erkrankungen und Nierenschädigung.

Gichttherapie auf einen Blick:
1. Stufe: entzündungshemmende Schmerzbehandlung
2. Stufe: Lebensstilmaßnahmen (viel trinken, purinarme Ernährung, Bewegung)
3. Stufe: harnsäuresenkende Medikamente

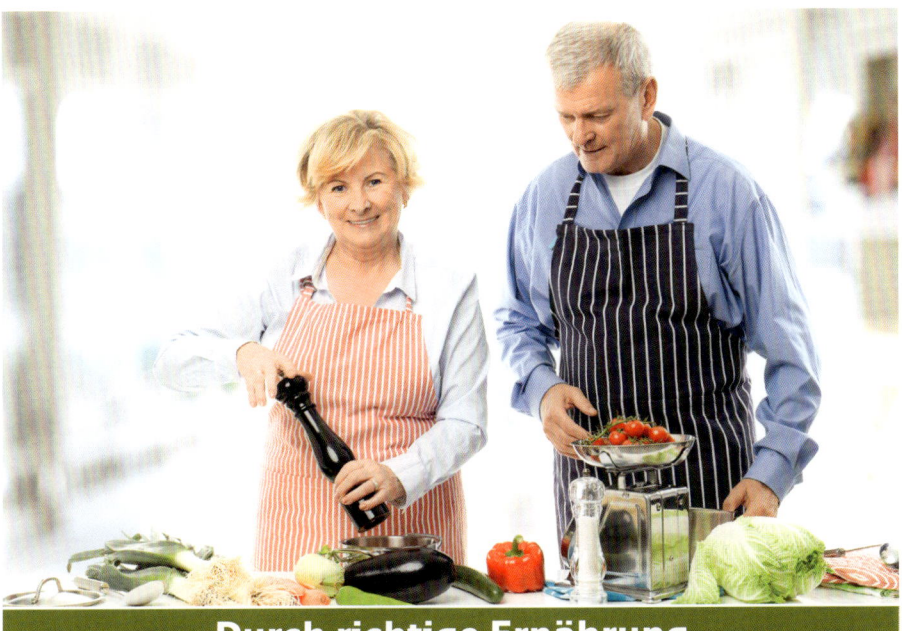

Durch richtige Ernährung Gicht vermeiden

Nicht empfehlenswert:

☹ Purinreiches (rotes) Fleisch, wie z.B. Rind, Schwein und Lamm sowie Innereien, sollten nur selten und in kleinen Mengen verzehrt werden.

☹ Meeresfrüchte wie Krustentiere und Muscheln

☹ Alkohol: Bier und Spirituosen sollten gemieden werden, Wein in sehr geringer Dosis ist hingegen erlaubt.

☹ Softdrinks, Fruchtsäfte und Obst mit hohem Fruktosegehalt (Fruchtzucker) möglichst meiden, da Fruktose den Harnsäurespiegel ansteigen lässt.

Empfehlenswert:

☺ Fisch (ein- bis zweimal pro Woche)

☺ Gemüse jeder Art

☺ Fettarme Milch und fettarme Milchprodukte können die Harnsäure senken.

☺ Vitamin C (100 mg pro Tag) fördert die Harnsäureausscheidung. Doch Vorsicht: Hohe Dosen dieses Vitamins können zur Bildung von Nierensteinen führen!

☺ Regelmäßiger Genuss von Kaffee kann helfen, den Harnsäurespiegel zu senken, und ist daher zu befürworten.

Ihre Fragen – unsere Antworten

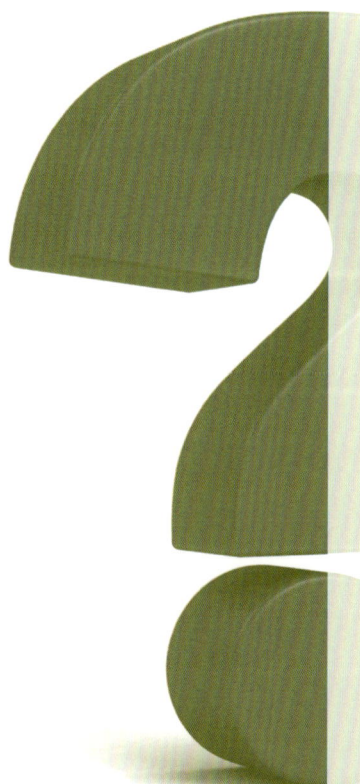

→ *Warum verursacht ein erhöhter Harnsäurespiegel Gicht?*
Bei einem Übermaß an Harnsäure ist die Flüssigkeit, in der sie schwimmt, gesättigt und kann nichts mehr aufnehmen. Die Harnsäurekristalle fallen heraus und lagern sich in Gelenken ab, wo der ständige Reiz durch die scharfkantigen Kristalle zu einer Entzündung und massivsten Schmerzen führt. Am häufigsten betroffen ist das Großzehengrundgelenk.

→ *Ist Gicht vererbt?*
In manchen Fällen besteht zwar eine vererbte Neigung zu dieser Krankheit, was aber nicht zwangsläufig bedeutet, dass sie auch auftritt. Meist führen Diätfehler (purinreiche Kost) zu einem Gichtanfall.

→ *Kann man Gicht heilen?*
Durch die Kombination von Lebensstilmaßnahmen und Medikamenten kann man einen erhöhten Harnsäurespiegel erfolgreich senken und Gichtanfälle vermeiden. Bei chronischer
Gicht kann das zwar eine monatelange Therapie erfordern,
doch ist die Prognose sehr gut.

→ *Sollte man bei einem Gichtanfall gleich harnsäuresenkende*
Medikamente nehmen?
Nein! Zuerst wird mit schmerzstillenden Medikamenten (NSAR)
behandelt, zusätzlich sollte der Patient auf eine purinarme Ernährung achten, reichlich trinken, um die Kristalle aufzulösen,
und regelmäßig Bewegung machen. Erst wenn diese Maßnahmen keinen Erfolg bringen, kommen harnsäuresenkende Medikamente zum Einsatz.

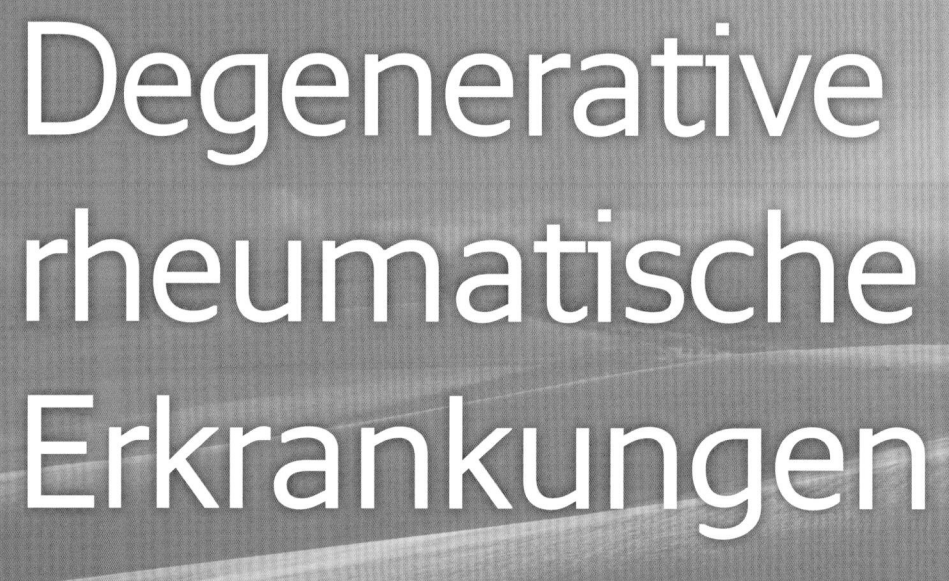

Degenerative rheumatische Erkrankungen

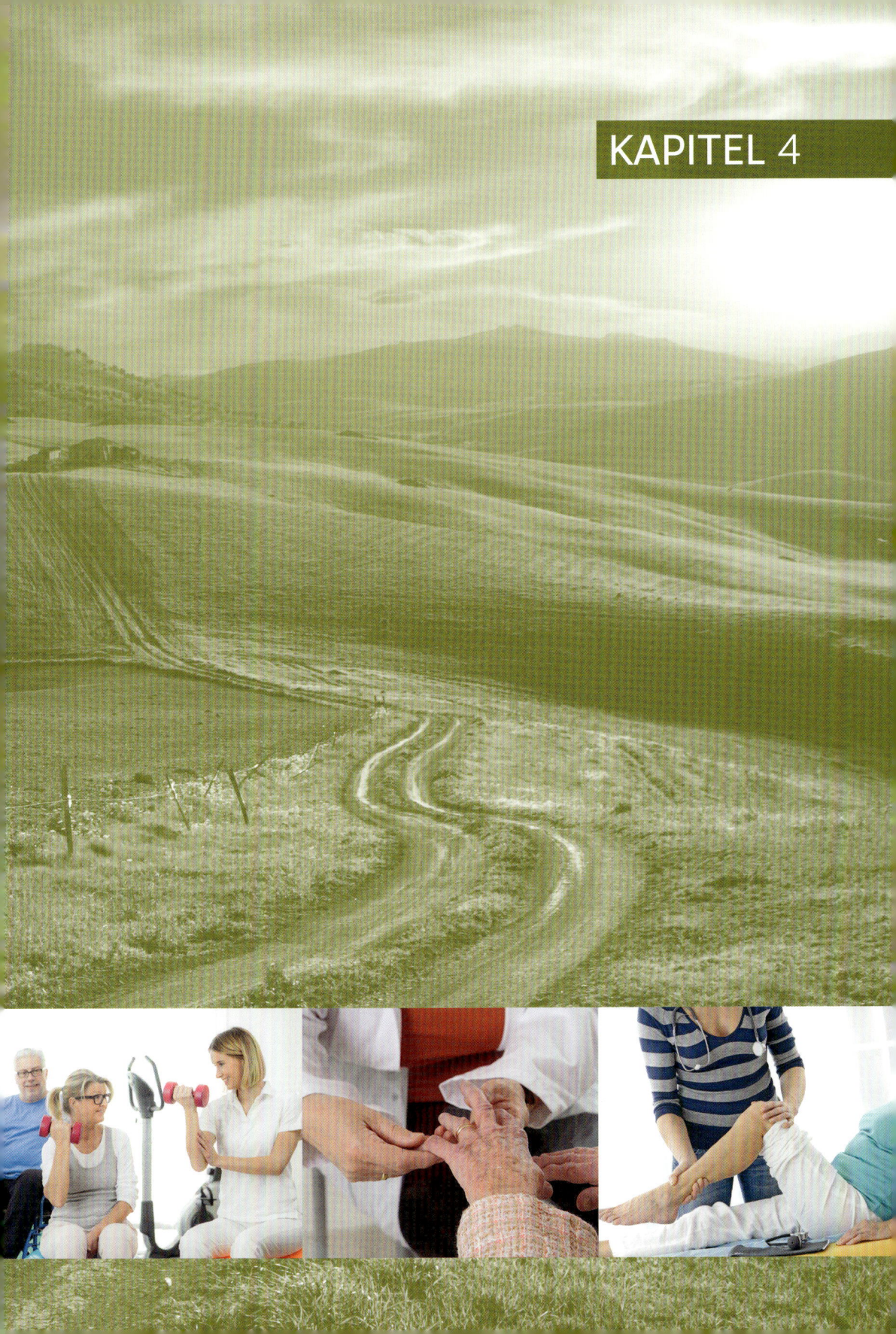

KAPITEL 4

Verschleiß-erscheinung Arthrose

Ich liebe mein Ersatzteil!

Der Spaziergang war objektiv betrachtet gar nicht anstrengend. Ein Waldweg mit Wurzeln, manchmal bergauf, dann wieder bergab. Für mich war er die Hölle. Ich hatte ständig dieses Schwächegefühl in der rechten Hüfte, knickte ein, dazu ein unerträglicher Schmerz, der von der Hüfte in die Leiste ausstrahlte.

Stark fortgeschrittene Hüftarthrose – die Diagnose hatte ich von meinem Arzt schon zwei Jahre zuvor bekommen. „Ich will aber kein künstliches Hüftgelenk!", hatte ich ihm damals ziemlich verzweifelt beteuert. Seine Antwort: „Ja, mag sein. Aber vielleicht sollten wir Sie trotzdem zur Operation anmelden. Die Schmerzen werden sicher nicht besser."

„Nicht mit mir", habe ich mir damals gedacht. Ich bin sportlich, mobil, lebe gesund und brauche noch lange keine „Ersatzteile". Unzählige Schmerztabletten später war es dann doch soweit. Die Nacht nach diesem Spaziergang möchte ich nicht noch einmal erleben. Jede kleinste Bewegung im Bett eine Qual, von Schlaf keine Rede.

„Ich bin soweit", erklärte ich am nächsten Tag meinem Arzt am Telefon. Von der Anmeldung bis zur Operation dauerte es dann allerdings noch eine Weile. Die Schmerzen in dieser Zeit hätte ich mir erspart, wenn ich früher auf meinen Arzt gehört hätte.

Heute liebe ich mein „Ersatzteil". Ich habe meine Lebensqualität zurück, kann wieder Tennis spielen und die Schmerzen sind nur noch Erinnerung. Ich finde es großartig, dass einem auch bei fortgeschrittener Arthrose noch geholfen werden kann!

Christine, 73

Eine Krankheit der zweiten Lebenshälfte

Arthrose – was ist das?

Arthrose ist die häufigste rheumatische Erkrankung und wird im Volksmund oft auch als „Gelenkabnützung" bezeichnet. Durch verschiedene Faktoren kommt es zu vermehrtem Abbau von Gelenkknorpel, sodass die Knorpelschicht zwischen den Knochen abnimmt und in fortgeschrittenem Stadium Knochen aneinander reiben. Die Folgen sind Schmerzen und Bewegungseinschränkungen.

Das Risiko steigt mit zunehmendem Alter, daher ist Arthrose eine Krankheit der zweiten Lebenshälfte. Ab dem 65. Lebensjahr sind bis zu 80% der Bevölkerung betroffen, davon mehr Frauen als Männer. Es können alle Gelenke betroffen sein. An der Wirbelsäule kann es mitunter ebenfalls zu degenerativen Veränderungen kommen. Es würde aber den Rahmen dieses Buches sprengen, auch die Wirbelsäule ausführlich zu behandeln. Daher beschränken wir uns hier auf Knie, Hüfte und Finger.

Wissen in Kürze:

Gelenke und Knorpel

Ein *Gelenk* ist die bewegliche Verbindung zwischen zwei oder mehreren Knochen. Bewegungen werden erst durch Gelenke möglich. Der Gelenkkopf und dessen Gegenstück, die Gelenkpfanne, sind von einer Knorpelmasse überzogen. Der Gelenkspalt trennt die beiden Gelenkflächen. Außen ist das Gelenk von einer Gelenkkapsel umhüllt, die im Inneren für die Schmierung des Gelenks zuständig ist und dabei eine klare, visköse Flüssigkeit (Synovia) produziert und in den Gelenkspalt abgibt. Hilfsstrukturen wie Bänder, Schleimbeutel und Gelenkzwischenscheiben unterstützen die Funktion.

Gelenkknorpel bilden eine Pufferzone zwischen den Gelenken und sorgen dafür, dass eine Bewegung reibungslos abläuft. Sie bestehen aus Knorpelzellen und Interzellularsubstanz. Diese enthält je nach Gelenk kollagene und elastische Fasern sowie Wasser, Proteoglykane und Hyaluronsäure. Für die Aufrechterhaltung der Knorpelfunktion sind abwechselnde Belastungen notwendig, sodass zyklische Bewegung als „Ernährung" für den Knorpel dient.

→ **Risikofaktor Verletzungen:** Jede Verletzung eines Gelenks macht dieses anfälliger für degenerative Veränderungen.

→ **Risikofaktor Entzündung:** Werden entzündlich-rheumatische Veränderungen (siehe ab *Seite 32)* nicht ausreichend behandelt, schreitet nicht nur die Entzündung voran, sondern es kann sich auch eine sekundäre Arthrose entwickeln.

Symptome

Unabhängig vom Ort der Manifestation ist der **Anlaufschmerz** (oft gekoppelt mit kurzer **Steifigkeit)** Hauptsymptom einer Arthrose. Die Beschwerden treten am Beginn einer Bewegung auf und verringern sich im Verlauf der Aktivität. Bei fortgeschrittener Krankheit kann der Schmerz auch in Dauerschmerz übergehen. Feuchtkaltes Wetter kann die Beschwerden verstärken, hingegen wirkt Wärme häufig wohltuend.

Bessern sich die Schmerzen selbst in Ruhe nicht, kann dies ein Hinweis auf eine zusätzliche Entzündung sein. Man spricht dann von einer entzündlich aktivierten Arthrose. In diesem Fall kommt es durch den Reizzustand im Gelenk zu einer lokalen Entzündungsreaktion. Typischerweise wird Kälte dann als angenehm empfunden.

Zusätzliche Symptome bei Kniearthrose:

→ Bei bestimmten Bewegungen ist lautes Knirschen und Krepitieren aus dem Gelenk zu vernehmen.

→ Belastungsschmerz beim Bergabgehen bzw. beim Hinuntersteigen von Treppen

Zusätzliches Symptom bei Hüftarthrose:

→ Der Schmerz strahlt häufig in die Leiste aus.

Diagnose

Klinische Untersuchung, Beschreibung der Beschwerden und bildgebende Verfahren sind die wichtigsten Faktoren zur Diagnosestellung.

Klinische Untersuchung

Zunächst wird Ihr Arzt mit Ihnen diverse Bewegungstests vornehmen. So kann er typische Bewegungseinschränkungen erkennen und anhand Ihrer Reaktion auch feststellen, wo der Ursprung der Schmerzen liegt. Der Verdacht auf Arthrose kann damit erhärtet bzw. ausgeschlossen werden. So verursacht eine Hüftarthrose z.B. Leistenschmerzen bei der Innenrotation, außerdem ist der Bewegungsumfang mehr oder weniger stark vermindert. Kniearthrose wiederum verursacht z.B. Schmerzen beim Durchbewegen bzw. eine Bewegungseinschränkung.

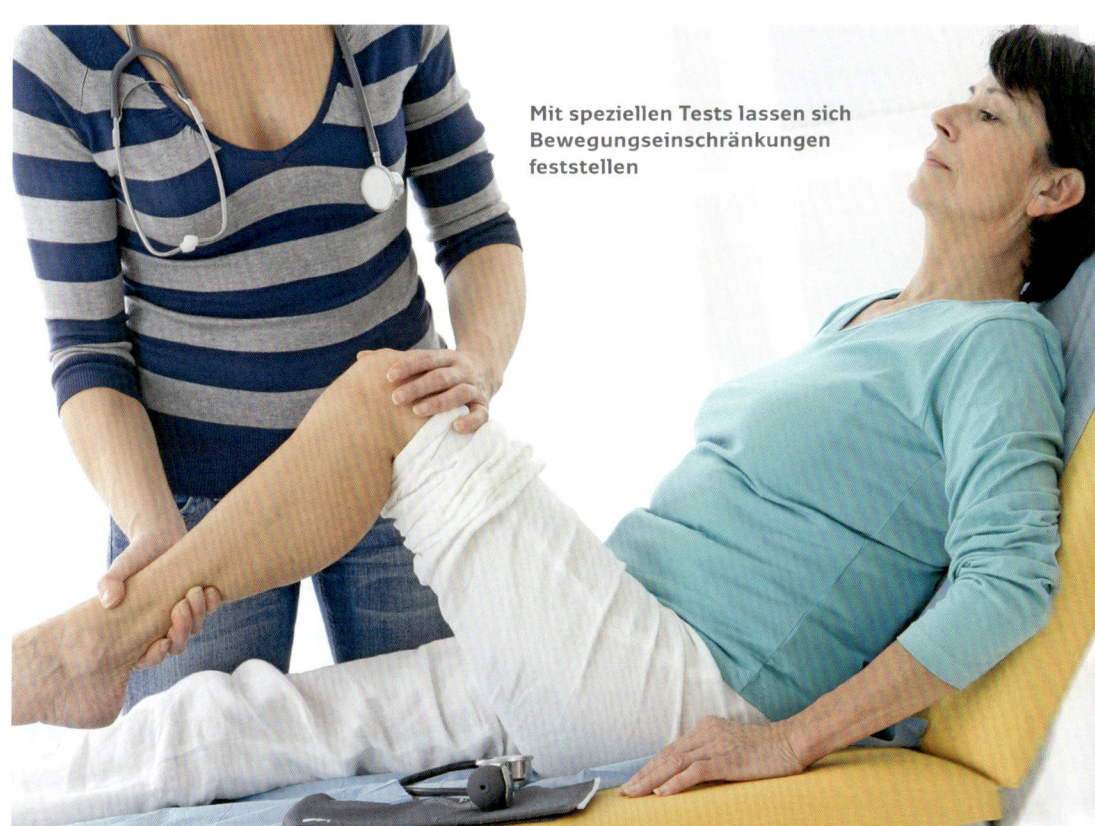

Mit speziellen Tests lassen sich Bewegungseinschränkungen feststellen

Bildgebende Verfahren

Röntgen: Durch die Verringerung der Knorpelmasse verschmälert sich der Gelenkspalt, was im Röntgen gut sichtbar ist. Auch gewisse Umbauvorgänge am Knochen lassen sich im Röntgen darstellen.

Magnetresonanztomografie (MRT): Eine MRT kann als weiterführende Untersuchung (auch zur Differenzialdiagnose) Klarheit bringen und eventuelle Verletzungen an Bändern, Meniskus etc. als Ursache der Beschwerden ausschließen bzw. bestätigen.

Labor

Eine Laboruntersuchung ist bei Verdacht auf Arthrose meist nicht aussagekräftig, denn weder Rheumafaktoren noch andere Entzündungsparameter sind in der Regel durch eine Arthrose erhöht.

Behandlung

Das Therapieschema bei Arthrose kann man sich wie eine Pyramide vorstellen: Den breitesten Raum nehmen „Allgemeine Maßnahmen" ein, in der Bedeutung an zweiter Stelle steht die physikalische Therapie; nur einen vergleichsweise kleinen Teil macht die medikamentöse Behandlung aus. In fortgeschrittenen Fällen kann eine Operation Hilfe bringen.

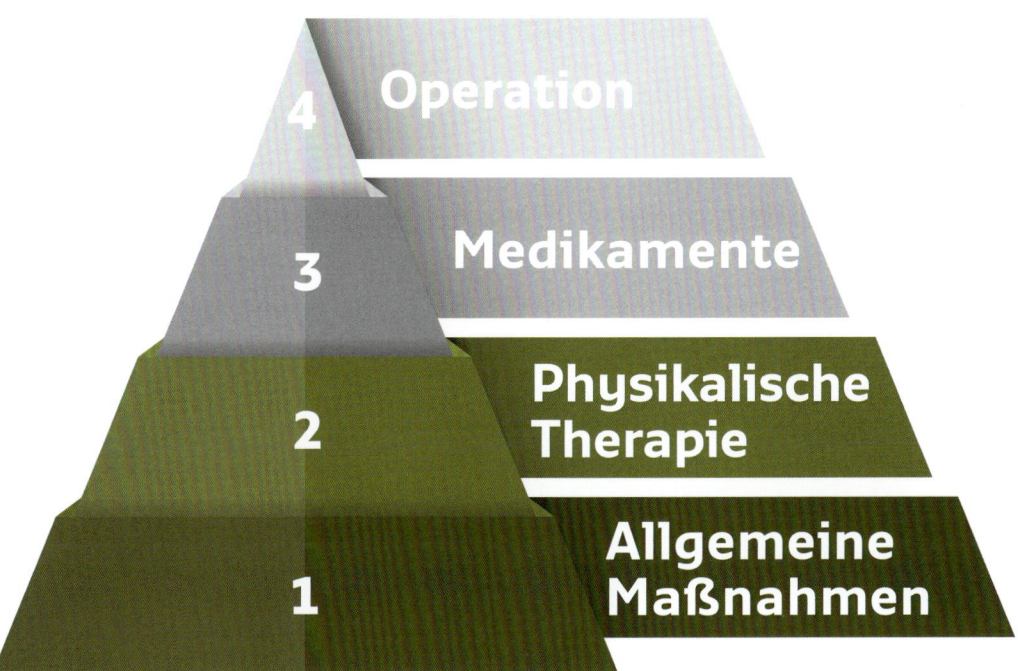

4 Operation

3 Medikamente

2 Physikalische Therapie

1 Allgemeine Maßnahmen

Allgemeine Maßnahmen

Die Grundlage jeglicher Therapie ist zunächst einmal die Entlastung des betroffenen Gelenks. Dies erreichen Sie durch folgende Maßnahmen:

→ Bauen Sie eventuelles Übergewicht ab, denn jedes Kilo zu viel belastet die Gelenke zusätzlich.

→ Frauenthema Schuhe! Die unsinnige Überzeugung, „Wer schön sein will, muss leiden", sollten Sie so rasch wie möglich ablegen. Setzen Sie sich über modische „Vorschriften" hinweg und beugen Sie lieber Schmerzen vor: Tragen Sie gesundes Schuhwerk anstelle von Folterschuhen. Besonders wichtig sind weiche Sohlen. Übrigens gibt es sehr schicke sportliche Schuhe passend zu Hosen, die Mode und Wohlbefinden vereinen!

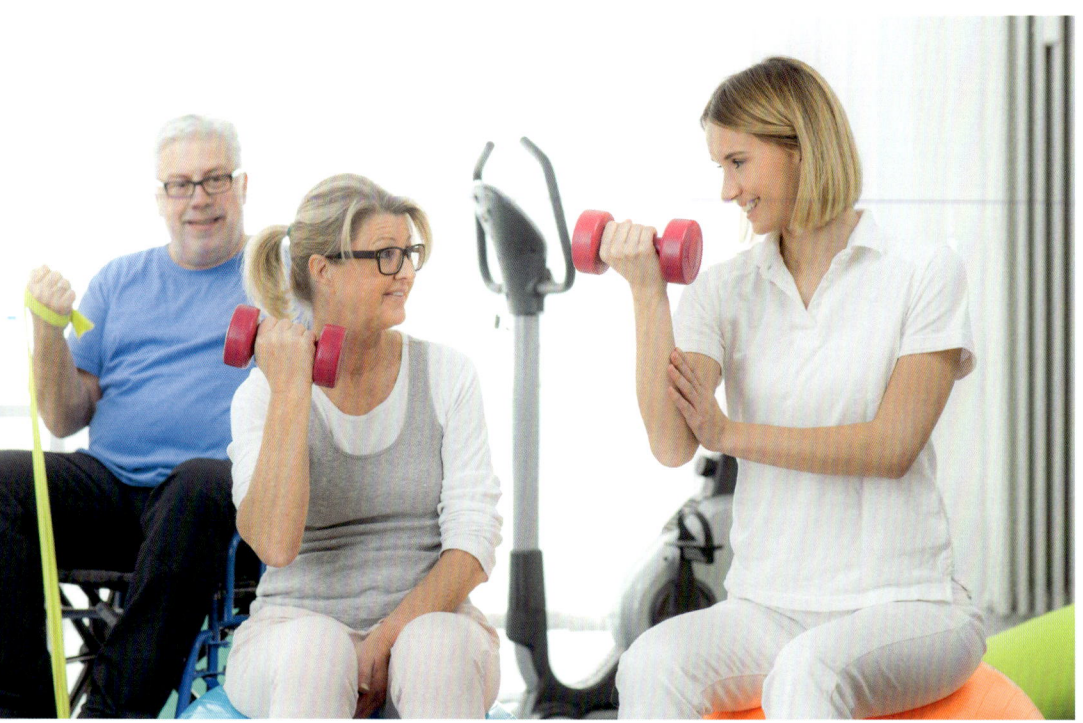

Aktive Bewegungstherapie
stabilisiert die Muskulatur

→ Scheuen Sie sich nicht, Gehhilfen zu verwenden. Ein Wan-
derstock oder zwei Walkingstöcke beim Bergabwandern entlasten die Kniegelenke enorm.
→ Vermeiden Sie Extrembelastungen.
→ Power für die Muskeln mit dosiertem Krafttraining! Eine
starke Muskulatur schützt Knorpel und Gelenke vor Überlastung und Abnutzung.

Physikalische Therapie

Reichen die oben angeführten allgemeinen Maßnahmen nicht
zur Schmerzlinderung aus, können Sie mit physikalischer Therapie ganz gezielt etwas für die betroffenen Gelenke tun:
→ Am wichtigsten ist **aktive Bewegungstherapie** zur Stabilisierung jener Muskulatur, die das kranke Gelenk umgibt.

Dabei erlernt der Patient unter physiotherapeutischer Anleitung entsprechende Übungen, die er in der Folge zu Hause regelmäßig durchführen sollte. Viele Patienten setzen die Übungen jedoch daheim nicht fort, weil es wehtut.

Hier gilt es, zu unterscheiden:

Leichter Schmerz ist nicht unbedingt ein Grund, die Übung abzubrechen. Denn Inaktivität schadet wesentlich mehr! Außerdem geben sich leichte Schmerzen nach einer gewissen Zeit des Trainings wieder.

Vorsicht ist jedoch geboten, wenn bestehende Schmerzen durch die Bewegung stärker werden! Dann dürfen Sie keinesfalls in den Schmerz hineintrainieren, sondern sollten gemeinsam mit dem Physiotherapeuten und Ihrem Arzt einen Weg finden, die Muskulatur auf andere Weise zu kräftigen. Ist der Schmerz bei Bewegung und auch in Ruhe sehr groß und bessert sich weder durch Medikamente noch durch physikalische Therapie, dann ist unter Umständen bereits ein Gelenkersatz notwendig.

→ *Passive Therapie:* Dazu zählen einerseits passive Bewegungstherapie durch den Physiotherapeuten, andererseits physikalische Maßnahmen wie Strom, Ultraschall, Fango, Moor, Bädertherapie etc. In erster Linie geht es hier um Wärmeanwendungen. Liegt jedoch eine Entzündung vor, kommt Kältebehandlung zum Einsatz.

Medikamente

Medikamente werden bei Arthrose hauptsächlich zur Schmerz-linderung eingesetzt.

→ Liegt keine Entzündung vor, so sind reine **Schmerzmittel,** z.B. mit dem Wirkstoff Paracetamol, das Mittel der Wahl.

→ Ist zusätzlich eine Entzündungskomponente vorhanden, wird der Arzt entzündungshemmende und schmerzlindernde NSAR **(nicht-steroidale Antirheumatika)** verordnen. Um die Gefahr eventueller Nebenwirkungen (z.B. Magenblutungen, Herzprobleme, Nierenfunktionsstörungen) zu minimieren, ist es ratsam, die Gesamtdosis auf zwei bis drei Einnahmen pro Tag aufzuteilen und das Medikament nur so lange wie nötig zu nehmen. Über NSAR, ihre Anwendung und die Nebenwirkungen lesen Sie Genaueres auf *Seite 55 und 240.*

→ Eine sehr zielgerichtete Maßnahme ist die **intraartikuläre Behandlung.** Hier wird z.B. bei aktivierter Kniearthrose ein Lokalanästhetikum, Kortison oder eine Mischung aus beidem ins betroffene Gelenk injiziert. Der schmerzstillende Effekt dieser Therapie ist meist sehr gut, weil das Medikament genau dorthin gebracht wird, wo es wirken soll.

→ **Infiltrationen** sind ebenfalls zielgerichtete Anwendungen. Hier wird ein Lokalanästhetikum eventuell mit einem kleinen Kortisonanteil in das Gewebe (z.B. Sehnenansätze), welches das betroffene Gelenk umgibt, injiziert.

→ **Intraartikuläre Behandlung mit Hyaluronsäure:** Hierbei wird Hyaluronsäure z.B. in ein degenerativ verändertes Kniegelenk injiziert. Allerdings gibt es zur Wirksamkeit unterschiedliche Studienergebnisse, sodass derzeit die Kosten für diese Behandlung von den Krankenkassen nicht übernommen werden.

→ **Sogenannte Knorpelschutzsubstanzen,** wie Chondroitinsulfat und Glucosamin, können als Nahrungsergänzung eingenommen werden. Derzeit gibt es allerdings keine gesicherten Beweise, dass mit diesen Substanzen der Knorpelabbau aufgehalten werden kann. Daher werden diese Präparate von den Kassen nicht bezahlt.

Operative Methoden

Ist ein Stadium der Arthrose erreicht, in dem Schmerzen und Funktionseinschränkung derart massiv sind, dass sie die Lebensqualität deutlich verschlechtern und die genannten Maßnahmen keinen Erfolg mehr bringen, dann muss an eine Operation gedacht werden. Hierfür gibt es folgende Möglichkeiten:

Künstliches Hüftgelenk: die große Erfolgsgeschichte

→ **Arthroskopie:** Diese Methode wird hauptsächlich bei Kniearthrose angewendet. Im Zuge einer Gelenkspiegelung werden lose Knorpelstücke entfernt und der Knorpel wird geglättet. Eventuell wird auch ein Teil des Meniskus entfernt.

→ **Gelenkersatz:** Hüftgelenk bzw. Kniegelenk werden durch eine Prothese ersetzt. Die Implantation eines künstlichen Hüftgelenks zählt zu den größten Erfolgsgeschichten der Medizin – die Erfolgsquote beträgt bis zu 95%. Bei Kniearthrose besteht die Möglichkeit, nur Teile des Gelenks oder das gesamte Gelenk durch ein Implantat zu ersetzen.

→ **Knorpelzelltransplantation:** Gesunde Knorpelzellen werden mittels Biopsie entnommen und in Zellkulturen vermehrt. Diese Zellen werden dann wieder in der geschädigten Region eingesetzt. Diese Methode eignet sich jedoch nur bei isolierten Knorpeldefekten und hier vor allem bei jüngeren Patienten.

Fingerarthrose

Fingerarthrose – was ist das?

Sehr häufig manifestiert sich eine Arthrose in den Fingergelenken. Vornehmlich sind Frauen davon betroffen. Da die Veränderungen oft in den Wechseljahren beginnen, nimmt man an, dass Hormone einen gewissen Einfluss haben. Unter 30 Jahren tritt die Fingerarthrose sehr selten auf, ab dem 40. Lebensjahr häufiger und dann zunehmend mit fortschreitendem Alter. Je nach Befallsort unterscheidet man:

→ **Heberden-Arthrose,** die Arthrose der Fingerendgelenke

→ **Bouchard-Arthrose,** die Arthrose der Fingermittelgelenke

→ **Rhizarthrose,** die Arthrose des Daumensattelgelenks

Ursachen

Wie bei allen degenerativen rheumatischen Erkrankungen ist auch bei der Fingergelenkarthrose das Gleichgewicht zwischen Knorpelaufbau und Knorpelabbau gestört, es wird vermehrt Gelenkknorpel abgebaut.

Vorangegangene Verletzungen am Fingergelenk können gelegentlich die Ursache sein.

Häufig ist diese Form der Arthrose aber nicht durch Überlastung ausgelöst. Hingegen dürfte die Vererbung eine Rolle spielen. Denn die Krankheit tritt familiär gehäuft auf.

Hormonveränderungen werden als ein möglicher Auslöser für diese Arthroseform diskutiert.

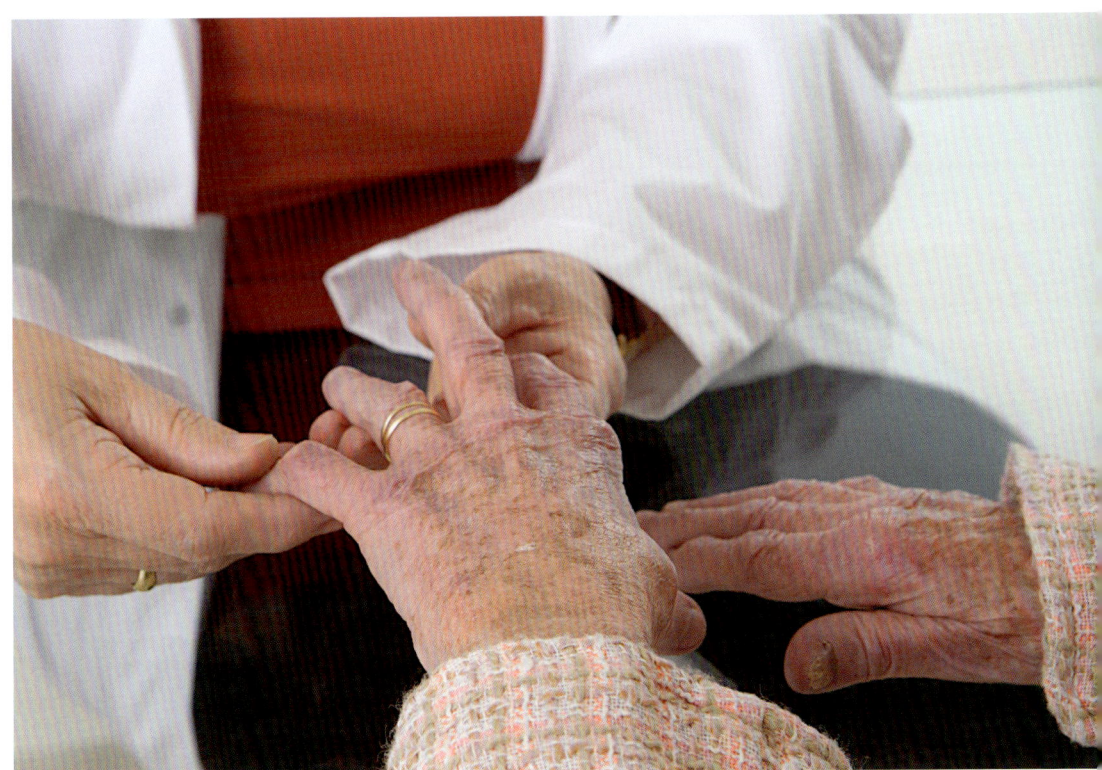

**Fingerarthrose ist von einer rheumatoiden Arthritis der
Fingergelenke zu unterscheiden**

Symptome

Die Symptome gleichen jenen der anderen Arthrosen: Schmerzen bei Belastung, Steifheit, Unbeweglichkeit. Hinzu kommen
die typischen harten Knötchen z.B. an den Endgelenken. Auch
die Griffstärke ist vermindert.

Die Fingerarthrose ist vor allem von einer rheumatoiden Arthritis, die auf einer Entzündungsaktivität beruht, abzugrenzen
(siehe auch *Seite 24/25 und ab Seite 32)*. Eine Verwechslung
kann passieren, wenn die Fingerarthrose entzündlich aktiviert
ist und hauptsächlich die Fingermittelgelenke geschwollen
sind.

Röntgen ist die Diagnosemethode der Wahl

Häufig werden Arthrosefinger auch als Gicht fehlinterpretiert.

Typisch für Fingerarthrose:	Typisch für rheumatoide Arthritis:
Schmerzen bei Belastung	Schmerzen in Ruhe und am Morgen
Morgensteifigkeit kürzer als 30 Minuten	Morgensteifigkeit länger als 60 Minuten
Häufiger Befall der Mittel- und Endgelenke	Symmetrischer Befall der Grund- und Mittelgelenke
Knoten knöchern, hart	Knoten weich

Diagnose

Neben der klinischen Untersuchung, aus der der typische Gelenkbefall ersichtlich ist, ist das Röntgen die Diagnosemethode der Wahl.

Eine Laboruntersuchung bringt wie bei allen Arthroseformen meist kein aussagekräftiges Ergebnis.

Behandlung

Es kommen die gleichen Maßnahmen und Medikamente zur Anwendung, wie sie bei Arthrosen großer Gelenke eingesetzt werden. Zusätzlich empfinden viele Patienten Heublumenhandbäder als lindernd.

Auch hier gilt: Ist die Fingerarthrose nicht entzündlich aktiviert, sind Wärmebehandlungen wohltuend. Bei entzündlich aktivierter Arthrose bringt Kälte Linderung.

Allgemeine Maßnahmen

→ Kälteschutz (Handschuhe)
→ Überbelastungen vermeiden

Ergotherapie

Diese kann die Finger- und Handfunktion positiv beeinflussen. Oft sind auch Schutzmaßnahmen wie Schienen notwendig, die ebenfalls der Ergotherapeut anpasst. Näheres über Ergotherapie lesen Sie im Kapitel „Rehabilitation" ab *Seite 221.*

Operative Maßnahmen

Bringen andere Methoden keinen Erfolg, gibt es auch hier die Möglichkeit, z.B. Prothesen zu implantieren.

Sonderform: Pfropf-Polyarthritis

Als Pfropf-Polyarthritis bezeichnet man das Auftreten einer chronischen Polyarthritis bei bestehenden Fingerpolyarthrosen. Entzündliche Veränderungen pfropfen sich auf die Arthroseveränderungen auf. Es kann plötzlich zu Entzündungen in den Fingergrundgelenken kommen, die von der Arthrose ja meist nicht betroffen sind.
Diese Kombination von Arthrose und Arthritis wird wie die rheumatoide Arthritis behandelt (siehe *Seite 34).*

Ihre Fragen – unsere Antworten

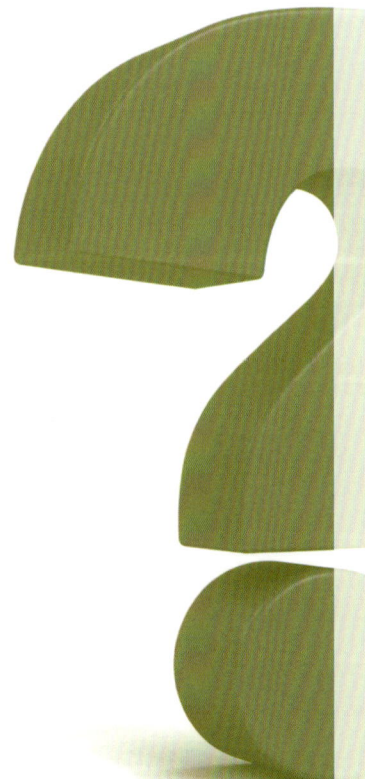

→ *Welche Gelenke können von Arthrose befallen sein?*
Grundsätzlich alle. Am häufigsten sind jedoch die Kniegelenke, die Hüftgelenke und die Fingergelenke betroffen.

→ *Was passiert im Körper bei Arthrose?*
Es kommt zu Umbauprozessen im Knorpelgewebe und im gelenknahen Knochengewebe. Das Gleichgewicht von Knorpelaufbau und Knorpelabbau ist gestört, es überwiegt der Abbau. Dadurch kommt es zu Schmerzen und Bewegungseinschränkungen.

→ *Was ist die Ursache?*
Häufig besteht eine erbliche Veranlagung. Der Knorpelabbau wird noch verstärkt durch Überlastung oder einseitige Belastung des Gelenks, durch angeborene anatomische Veränderungen (z.B. Hüftgelenksdysplasie, X-Beine, O-Beine) oder durch Verletzungen. Aber auch das Alter spielt eine Rolle.

→ *Ist der Rheumafaktor im Blut erhöht?*

Nein. Weder Rheumafaktor noch andere Entzündungsparameter sind in der Regel erhöht, weil die Arthrose normalerweise ja keine entzündliche Erkrankung ist, sondern eine degenerative.

→ *Wie sieht die Behandlung aus?*

Wichtig sind entlastende Maßnahmen (z.B. weiche Schuhsohlen) und Physiotherapie. Auch Wärmeanwendungen sind für den Patienten wohltuend. Gegen die Schmerzen werden einfache Schmerzmittel wie Paracetamol eingesetzt. Bei stark fortgeschrittener Arthrose besteht die Möglichkeit, das betroffene Gelenk durch eine Prothese zu ersetzen.

→ *Soll man physiotherapeutische Übungen auch dann machen, wenn man Schmerzen hat?*

Leichte Schmerzen, die mit der Bewegung nicht stärker werden, sollte man zunächst akzeptieren bzw. sie schon vor dem Training durch die Einnahme eines Schmerzmittels lindern. Denn letztlich reduziert eine durch das Training stabilisierte Muskulatur auch die Schmerzen. Bei starken Schmerzen bzw. einer Verschlechterung während des Trainings ist die Übung abzubrechen.

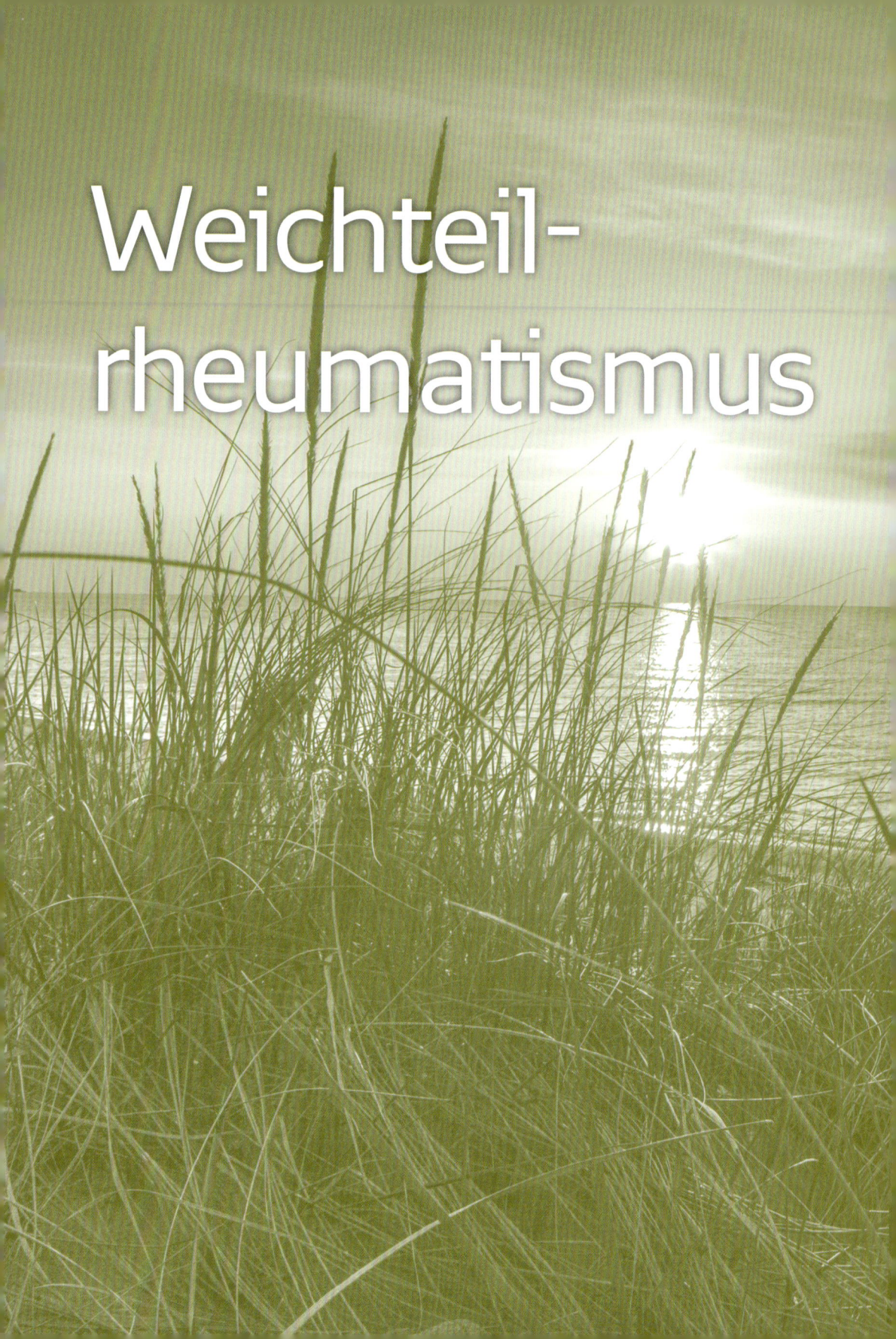

Weichteil-
rheumatismus

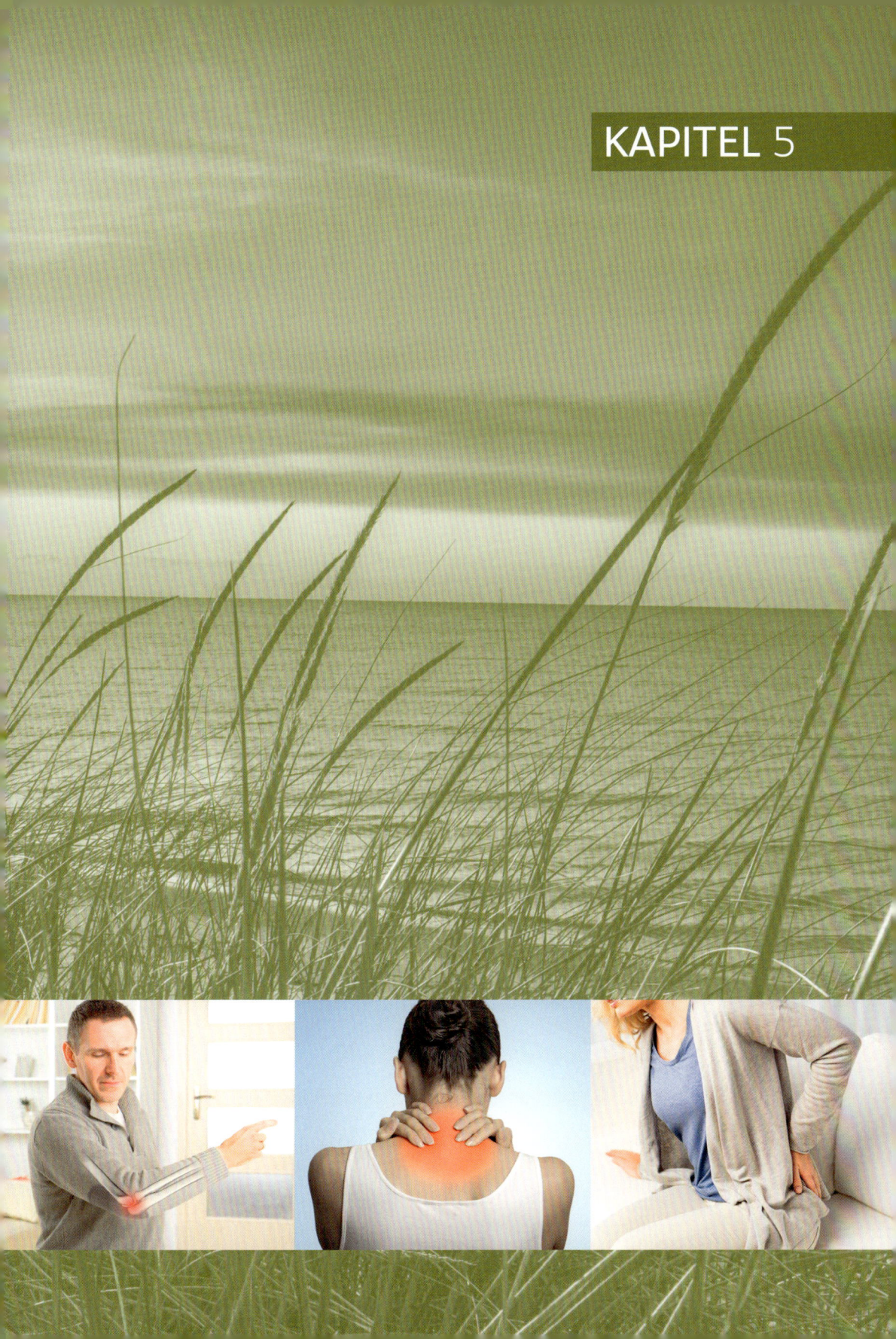

KAPITEL 5

Von Tennisarm bis Fibromyalgie

Ich bin nicht hysterisch ...

Mein Mann wirft mir vor, dass ich zu viel arbeite und mich zu wenig um ihn kümmere. Aber wann soll ich denn auch noch für ihn Zeit finden?

Da ist einmal meine Arbeit: Ich arbeite sicher mehr als andere in meiner Position, aber wenn ich Aufgaben an meine Mitarbeiter delegiere, dann wird das nicht ordentlich erledigt. Also mache ich vieles selbst.

Dann sind da natürlich unsere Kinder, die ich über alles liebe und denen ich eine perfekte Mutter sein will.

Na ja, und ein anspruchsvolles Essen kocht sich schließlich auch nicht von allein ...

Zusätzlich tut mir in letzter Zeit einfach alles weh. Ich kann es gar nicht klar benennen, aber einmal ist es der Rücken, dann wieder ein Arm, eine Schulter. Oft sind die Schmerzen so arg, dass ich heulen könnte. Das ist wohl auch der Grund, warum ich so schlecht schlafe. Und das Schlimme: Schmerzmittel bringen keine Besserung.

Mein Mann sagt, ich sei hysterisch und würde mir die Schmerzen nur einbilden.

Mein Arzt sagt, er tippe auf Fibromyalgie. Der Schmerz als Krankheit – ohne erkennbare organische Ursache. Mein Schmerzempfinden ist höher als das anderer Menschen. Er hat mir nun ein umfangreiches Programm an Therapien zusammengestellt, von Bewegung über Entspannung bis Akupunktur. Das alles kostet Zeit, die ich wohl oder übel woanders einsparen muss. Vielleicht kann ja hin und wieder mein Mann kochen? Und vielleicht bringe ich es auch einmal über mich, im Beruf Dinge zu delegieren? Ich arbeite jedenfalls daran, nicht immer perfekt sein zu müssen ...

Ilona, 38

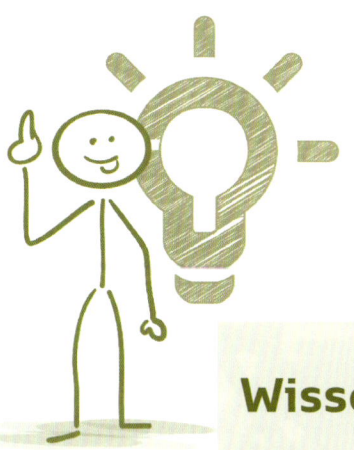

Wissen in Kürze:

Muskeln sind Organe des menschlichen Körpers, die sich zusammenziehen können und so die Voraussetzung für aktive Bewegung schaffen. Sie sind aus Muskelzellen bzw. elastischen Muskelfasern aufgebaut. Diese Muskelfasern werden von Bindegewebe zu Bündeln vereinigt. Mehrere Muskelfaserbündel bilden einen Skelettmuskel.

Einzelne Muskeln und Muskelgruppen sind von einer Hülle aus geflechtartig verwobenen, elastischen Fasern umgeben, die man als **Faszien** bezeichnet. Sie geben dem Muskel Form und Festigkeit und sorgen für die Abgrenzung der Muskeln untereinander. Am Ende eines Muskels vereinigt sich die Faszie mit der Sehne.

Sehnen verbinden die Muskulatur mit dem Skelett und sorgen dafür, dass die Muskelkraft auf die Knochen übertragen und so eine Bewegung möglich wird. Stark beanspruchte Sehnen sind von einer Sehnenscheide umgeben.

Als **Sehnenscheide** bezeichnet man eine Hülle aus Bindegewebe, die mit Gelenkschmiere ausgekleidet ist und die Sehne vor starker Reibung schützt.

Schleimbeutel sind mit Flüssigkeit gefüllt und liegen zwischen Knochen und Muskel oder zwischen zwei Muskeln, um für eine optimale Druckumverteilung und Reibungsminderung zu sorgen.

Alle diese Strukturen können gereizt sein, sich entzünden und Schmerzen verursachen.

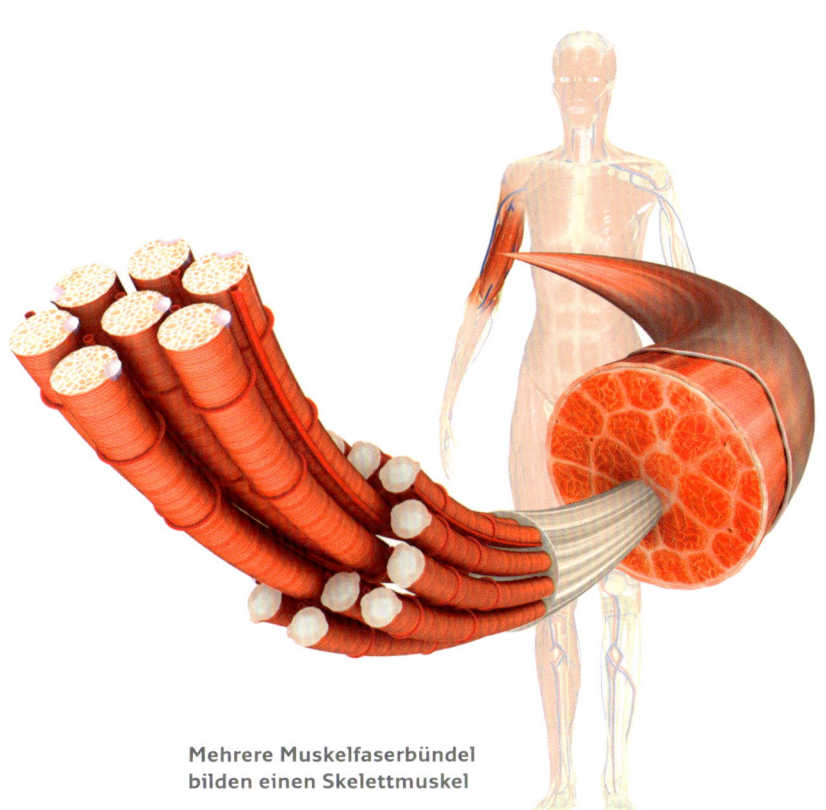

**Mehrere Muskelfaserbündel
bilden einen Skelettmuskel**

Ursachen

Die Ursache für Schmerzen im Weichteilbereich liegt in lokalen
Reizzuständen, hervorgerufen durch Abnutzung, chronische
Fehlbelastung, eine Verletzung und/oder Entzündung. Es
kommt zu einer vermehrten Ansammlung von Flüssigkeit
(Schwellung) und manchmal zur Ablagerung von Fasermateri-
al oder Kalk.

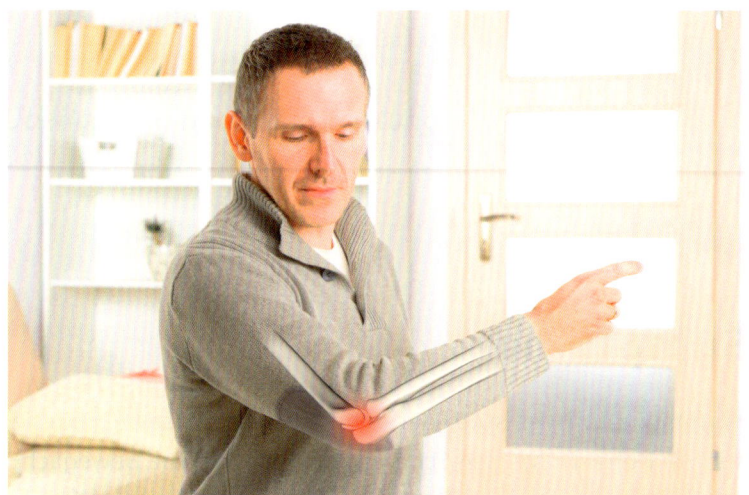

Eine häufige Form von Weichteilrheuma ist der Tennisellbogen

Hand und Ellbogen

Tennisellbogen/Golferellbogen:
Meist durch eine falsche Spieltechnik verursachte Überlastung der Ansätze der Unterarmmuskulatur im Bereich des Ellbogens. Beschwerden:
→ Ellbogenschmerzen bei Belastung
→ Ausstrahlung in die Umgebung
→ nach längerem Bestehen der Beschwerden Schmerzen auch in Ruhe

Tendovaginitis stenosans de Quervain:
Sehnenscheidenentzündung auf der Daumenseite des Handgelenks. Häufig verursacht durch Überlastung bei immer gleichen Bewegungsabläufen, z.B. am Computer oder durch das Hochheben von Babys. Beschwerden:
→ Schmerzen an der Daumenseite des Handgelenks, die in den Unterarm ausstrahlen können
→ Schwellung
→ Probleme beim Greifen
→ eingeschränkte Beweglichkeit

Vom Daumen bis zur Ferse

Knie

Patellaspitzensyndrom (Patella = Kniescheibe):
Reizzustand des Ursprungs der Strecksehne an der Kniescheibe. Überbelastung und abrupte Richtungswechsel beim Sport können ebenso dazu führen wie kniende Tätigkeiten. Beschwerden:
→ Schmerzen unterhalb der Kniescheibe

Fuß

Fersensporn:
Eine Verkalkung der Sehnen und Bänder an der Fußsohle kann einen dornförmigen Knochenauswuchs am Fersenbein zur Folge haben. Beschwerden:
→ Fersenschmerzen bei Belastung

Plantarfasziitis (Planta = Fußsohle):
→ schmerzhafte Verdickung der Faserplatte an der Fußsohle, oft mit Kalkablagerungen (Plantarsporn) verbunden

Achillodynie:
→ schmerzhafte Reizung des Ansatzes der Achillessehne am Fersenbein, ebenfalls oft mit Kalkablagerungen (Fersensporn) verbunden

Diagnose

Die Diagnosefindung beruht auf zwei Säulen:

1. Klinische Untersuchung: Der Arzt tastet die schmerzenden Bereiche ab und nimmt eventuell Bewegungstests vor, um die Funktionseinschränkung festzustellen. Zusätzlich werden Provokationstests (aktive Bewegung gegen Widerstand) durchgeführt.

2. Bildgebende Techniken: Viele Weichteilveränderungen sind im Ultraschall besonders gut zu sehen. Bei Verkalkungen kommt Röntgen zur Anwendung. Die Magnetresonanztomografie (MR) zeigt Muskel- oder Sehnenentzündungen am besten.
Da die Entzündungswerte bei Weichteilproblemen meist nicht erhöht sind, bringt eine Laboruntersuchung nur selten nützliche Resultate.

**MR-Untersuchungen zeigen
Weichteilveränderungen**

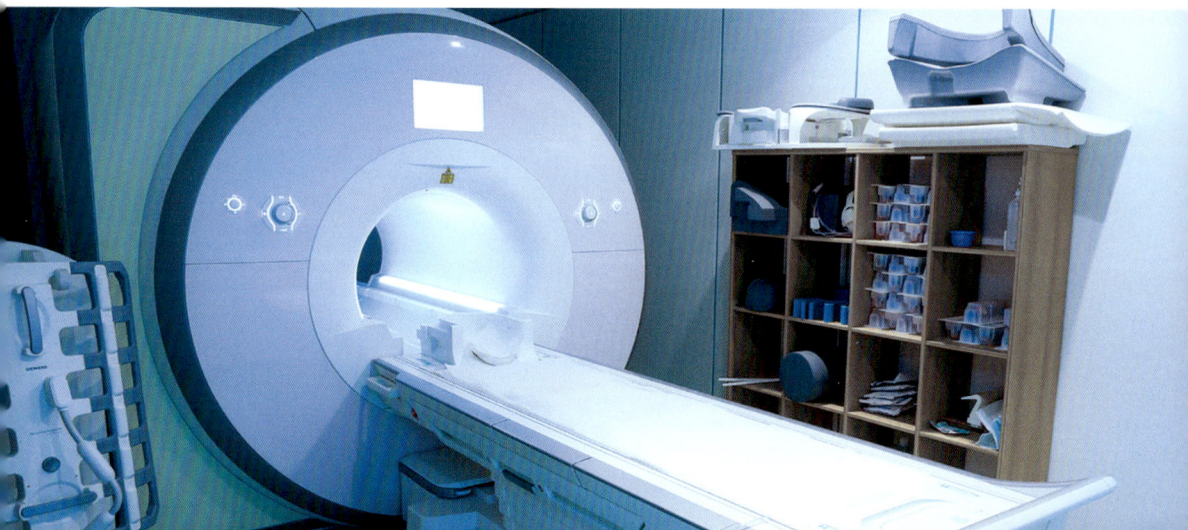

Behandlung

Da es sich bei Weichteilrheumatismus durchwegs um lokale Probleme handelt, konzentriert sich auch die Therapie auf lokal anzuwendende Maßnahmen.

In akuten Phasen kommen folgende Methoden zum Einsatz:
→ Infiltration mit einem Lokalanästhetikum und/oder Kortison
→ Kältebehandlungen
→ Einbringen von entzündungshemmenden Medikamenten mittels Iontophorese
→ Reduktion der Belastung, z.B. durch Stützbandagen oder Schienen (Orthesen)
→ Manchmal ist die Einnahme von Schmerzmitteln (NSAR) notwendig (siehe dazu *Seite 55 und 240*).

Chronische Beschwerden werden in der Regel mit folgenden Maßnahmen behandelt:
→ aktive Physiotherapie mit gezielten Bewegungsübungen
→ kombinierte passive physio-physikalische Anwendungen mit sogenannten Weichteiltechniken
→ Elektrotherapie
→ Stoßwellentherapie
→ Vermeiden von wiederholten Bewegungen
→ langsamer Muskelaufbau
→ Bei Verkalkungen ist manchmal ein operativer Eingriff angezeigt.

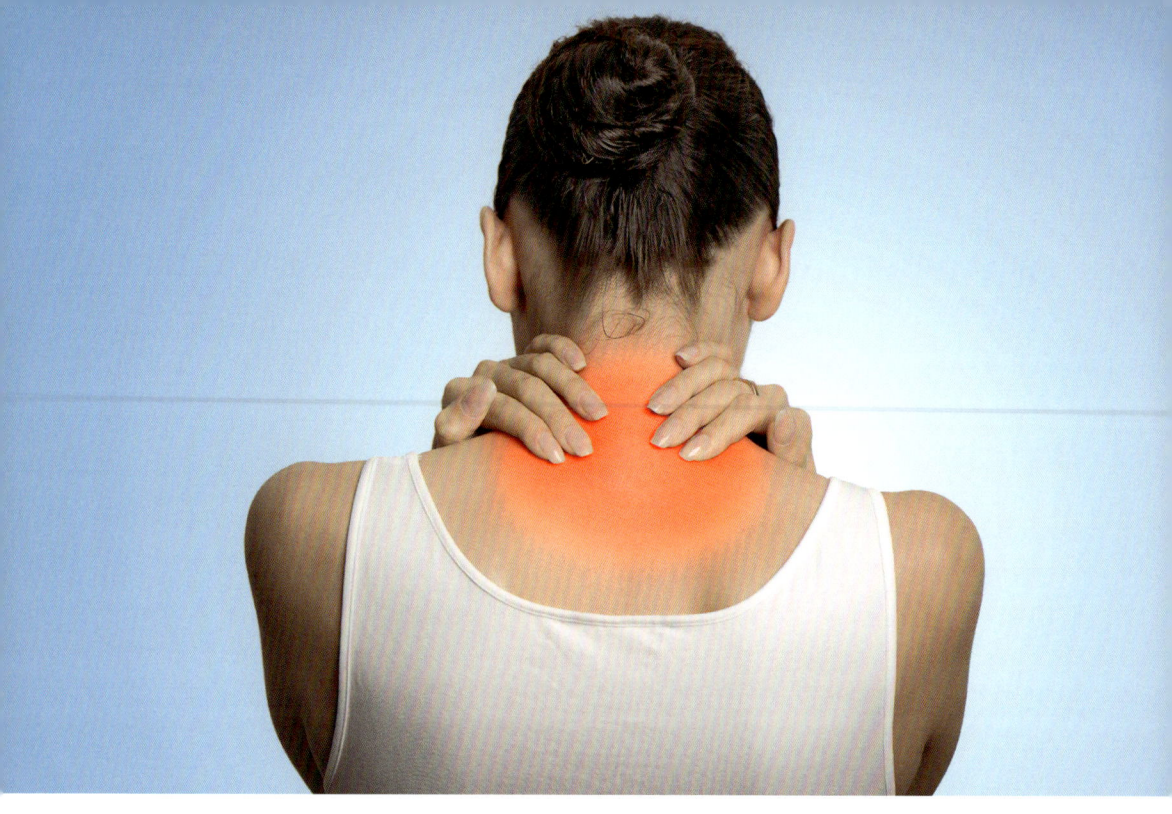

Sonderfall Fibromyalgie

Fibromyalgie – was ist das?

Hypochonder? Wehleidig? Eingebildete Kranke? Immer wieder kommt es vor, dass Menschen, die unter Fibromyalgie leiden, von ihrer Umwelt nicht ernst genommen werden. Sie empfinden starke Schmerzen, deren Intensität in keinem Verhältnis zum körperlichen Befund steht. Oft kann man auch gar keine krankhaften Befunde finden. Im Gegensatz zu Schmerzen, die auf eine gestörte Struktur zurückzuführen sind, handelt es sich bei Fibromyalgie um sogenannte zentrale Schmerzen, die vorwiegend in die Weichteile „projiziert" werden. Der Schmerz ist nicht Symptom einer Störung, sondern er ist selbst die Krankheit.

Betroffen sind in unterschiedlich starken Ausprägungen zwischen 1% und 5% der Bevölkerung, hauptsächlich Frauen.

Ursachen

Die Mechanismen, die zu Fibromyalgie führen, sind nicht genau bekannt. Man geht aber davon aus, dass es sich um eine Störung in der Schmerzweiterleitung durch die Körpernerven und eine Störung der Schmerzverarbeitung im Gehirn handelt. Ein Zusammenhang mit den Botenstoffen Serotonin, Noradrenalin und Dopamin, die in den schmerzverarbeitenden Bereichen im Gehirn eine Rolle spielen, wird vermutet. Diese neurochemischen Veränderungen führen zu einer massiv verstärkten Schmerzempfindung.

Da sich bei Fibromyalgie-Patienten die Suche nach der Ursache der Schmerzen oft langwierig gestaltet, wird der Schmerz bei vielen Betroffenen nicht rechtzeitig behandelt. Durch diese mangelnde Therapie entwickelt sich ein sogenanntes Schmerzgedächtnis, d.h. der Körper und das Gehirn „lernen", dass oft auch geringe Reize schmerzhaft sind, und somit werden die Schmerzen immer schlimmer.

Wissen in Kürze:

Schmerzgedächtnis: Lang anhaltende und wiederholte Schmerzimpulse führen zu einer Veränderung der Nervenzellaktivität. Die Nerven werden in ihrer Schmerzwahrnehmung immer sensibler, sodass mit der Zeit schon ein leichter Reiz genügt, um als Schmerz empfunden zu werden. Es hat sich ein „Schmerzgedächtnis" entwickelt. Die Schmerzwahrnehmung hat sich verselbstständigt.

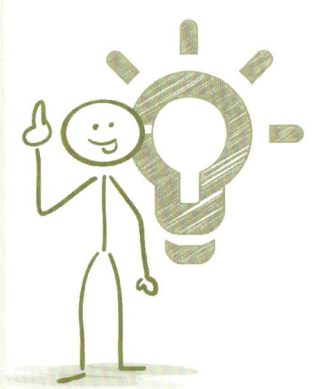

Bereits vorhandene Veränderungen der Schmerzwahrnehmung im Gehirn durch eine chronische Erkrankung wie die rheumatoide Arthritis (RA) können ebenfalls zu einer Fibromyalgie führen. Denn wenn die RA nicht rechtzeitig behandelt wurde, entwickelt sich bald ein Schmerzgedächtnis.

Fast immer spielen auch psychologische Faktoren eine Rolle. So kann das zentrale Schmerzgeschehen einer Fibromyalgie durch ein körperliches oder seelisches Trauma ausgelöst oder verstärkt werden. Beispiele für solche traumatischen Erlebnisse: Unfälle, Misshandlung in der Kindheit, sexueller Missbrauch, früher Verlust von Bezugspersonen oder, besonders aktuell, Flucht vor Krieg oder Lebensgefahr.

Besonders gefährdete Personen lassen sich in folgende **zwei Typologien** einteilen:

→ beruflich erfolgreich (z.B. mittleres bis gehobenes Management), Kinder, zahlreiche soziale und/oder kulturelle Aktivitäten z.B. in Vereinen, ein wenig unterstützender Partner; Schwäche oder Erschöpfung kann/darf nicht gezeigt werden; dadurch ständige Überlastung

→ schlecht ausgebildet, in Hilfsdiensten wie Putzpersonal tätig, die Familie ist zersplittert (Scheidung, Flucht, Krieg etc.), kulturelle Isolation (z.B. im Ausland), geringe Zukunftsaussichten und ständige Existenzängste

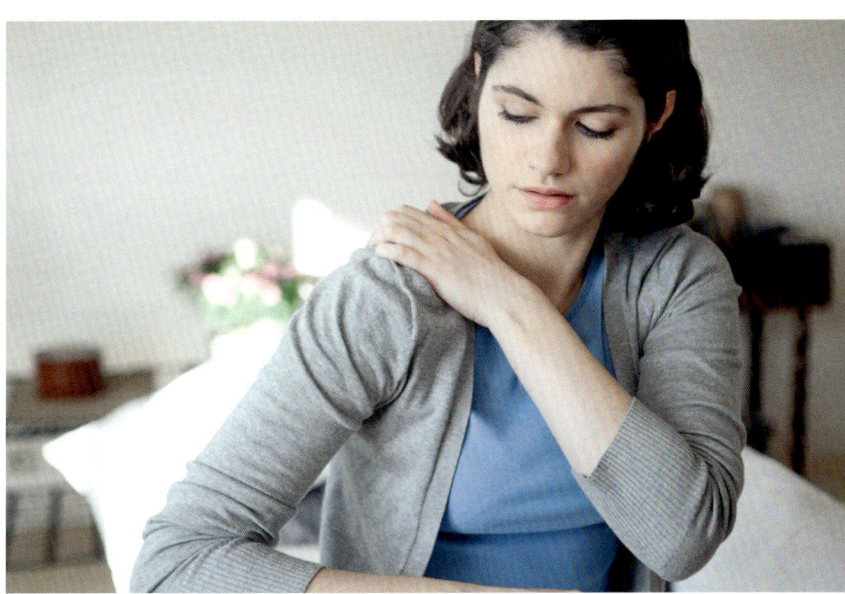

Bei Fibromyalgie wird der Schmerz selbst zur Krankheit

Symptome

Charakteristisch sind ausgedehnte Schmerzen (linke oder rechte Körperseite, ober- oder unterhalb des Gürtels), außerdem Rückenschmerzen und vegetative Begleiterscheinungen, wie beispielsweise Verdauungsstörungen, Schlaflosigkeit, Menstruationsbeschwerden, Potenzprobleme, Kälteempfindlichkeit, Schwellungsgefühle, obwohl keine Schwellung vorhanden ist, Atemnot, chronischer Husten, Schmerzen beim Entleeren der Blase, Sodbrennen, Reizdarm und andere mehr. Auch ist die Erkrankung häufig mit einer Depression vergesellschaftet. Menschen mit Depressionen neigen eher zu erhöhter Schmerzempfindlichkeit, andererseits führen chronische Schmerzen zwangsläufig zu einer depressiven Grundstimmung.

Hinzu kommt, dass Betroffene körperliche Aktivität vermeiden, um die Beschwerden nicht zu verstärken, und daher nicht selten übergewichtig werden.

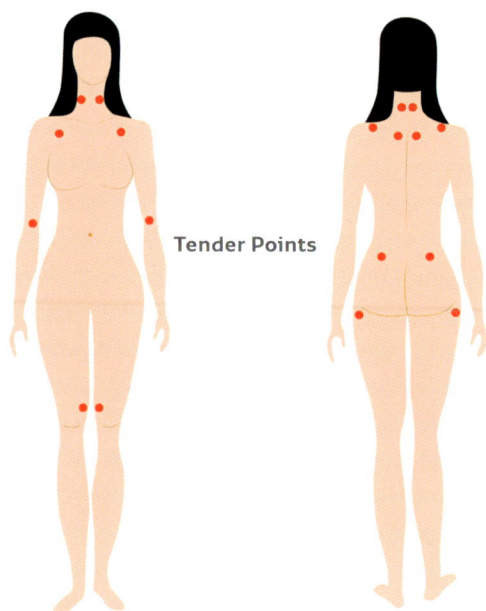

Tender Points

Diagnose

Der Arzt kann sich zunächst durch eine Befragung des Patienten über die Beschwerden und eventuelle vegetative Symptome ein Bild machen. Zusätzlich sollte ein Fragebogen ausgefüllt werden, mit dem die wichtigsten Charakteristika der Fibromyalgie erfasst werden.

Klinisch wird der Arzt die sogenannten „Tender Points" untersuchen, 18 verschiedene Schmerzpunkte, die über den Körper verteilt sind. Betroffene reagieren bei Druck auf diese Punkte wesentlich empfindlicher als gesunde Menschen.

Selbst wenn diese Hinweise eindeutig sind, müssen natürlich durch weitere Untersuchungen (Labor und Röntgen) andere Erkrankungen ausgeschlossen werden. Sind alle Befunde negativ, so kann man davon ausgehen, dass es sich um Fibromyalgie handelt.

Behandlung

Die Therapie muss individuell an die jeweilige Krankheitsaktivität angepasst werden. Eine Heilung ist nur selten möglich.

Ziel der Behandlung ist es, das Schmerzerleben auf ein Niveau zu senken, welches ein aktives Alltagsleben ermöglicht und für den Patienten erträglich ist.

Bewegungstherapie ist die wichtigste therapeutische Maßnahme. Allerdings muss jegliche Überlastung strikt vermieden werden. Empfehlenswert ist leichtes Ausdauertraining, das die persönlichen Leistungsgrenzen unbedingt respektiert. Geeignet sind Sportarten wie Nordic Walking, Radfahren, Schwimmen, Gymnastik in warmem Wasser.

Entspannungstechniken und kognitive Verhaltenstherapie sind ebenfalls sehr wichtige Pfeiler in der Behandlung. Man lernt dabei, eingefahrene Bewegungs- und Verhaltensmuster, die Schmerz hervorrufen, bewusst zu korrigieren. Auch das Wissen, dass der Schmerz keine gefährliche Ursache hat, kann hilfreich sein.

Wärmebäder und Wassertherapie wirken meist wohltuend.

Elektrostimulation (TENS) kann bei punktuellen Schmerzen die Nervenreizschwelle erhöhen.

Akupunktur kann die Schmerzen in manchen Fällen lindern.

Schmerzmittel führen normalerweise nicht zu einer Schmerzminderung. „Normale" Schmerzmedikamente sind nutzlos; nur ganz bestimmte Mittel, die auf die Botenstoffe im Gehirn wirken, können den Schmerz reduzieren.

Andere Medikamente, wie z.B. bestimmte Antidepressiva (falls zusätzlich eine Depression vorliegt), Antiepileptika und Parkinson-Medikamente, wirken in den meisten Fällen gut. Während Antidepressiva die Grundstimmung verbessern und die Spiegel bestimmter Neurotransmitter (Botenstoffe) im Gehirn verändern, können Antiepileptika die Nervenerregbarkeitsschwelle hinaufsetzen. Parkinson-Medikamente verändern ebenfalls die Verfügbarkeit von Neurotransmittern.

Ihre Fragen – unsere Antworten

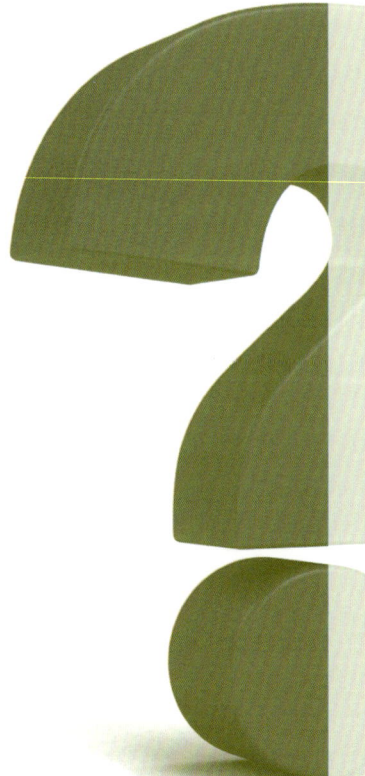

→ *Was versteht man unter Weichteilrheumatismus?*
Dabei handelt es sich um Beschwerden im Bereich der nicht-knöchernen Strukturen des Bewegungsapparates, wie Muskeln, Sehnen oder Schleimbeutel. Die Bandbreite der Erscheinungsformen reicht vom Tennisellbogen über Sehnenscheidenentzündungen bis zur steifen Schulter.
Die Fibromyalgie ist eine Sonderform des Weichteilrheumatismus, bei der der Schmerz selbst als Krankheit in Erscheinung tritt, ohne dass notwendigerweise eine organische Störung vorliegt.

→ *Wodurch werden diese Beschwerden ausgelöst?*
Häufig kommt es durch einseitige Bewegungsmuster mit sich wiederholenden Bewegungen, durch Fehlbelastungen, Überlastung oder Verletzungen zu einem lokalen Reizzustand in den Weichteilen und in der Folge zu Schmerzen.

→ *Wie bekommt man solche Schmerzen in den Griff?*
Durch Infiltrationen mit einem Lokalanästhetikum und/oder Kortison und Kälteanwendungen in der Akutphase sowie in weiterer Folge durch Physiotherapie und physikalische Maßnahmen. Entzündungshemmende Medikamente werden ebenfalls eingesetzt. Auch Elektro- und Stoßwellentherapie können eine Besserung bewirken. Wichtig ist, die auslösenden Bewegungsmuster sowie Fehlhaltungen zu vermeiden und langsam Muskeln aufzubauen.

→ *Bilden sich Menschen mit Fibromyalgie ihre Schmerzen nur ein?*
Nein. Es findet sich zwar meist kein entsprechend gravierendes körperliches Problem als Schmerzauslöser, allerdings bestehen bei den Betroffenen Störungen in der Schmerzverarbeitung oder in der Schmerzweiterleitung ans Gehirn. Vermutlich existiert ein Ungleichgewicht der Botenstoffe Serotonin, Noradrenalin und Dopamin im Gehirn.

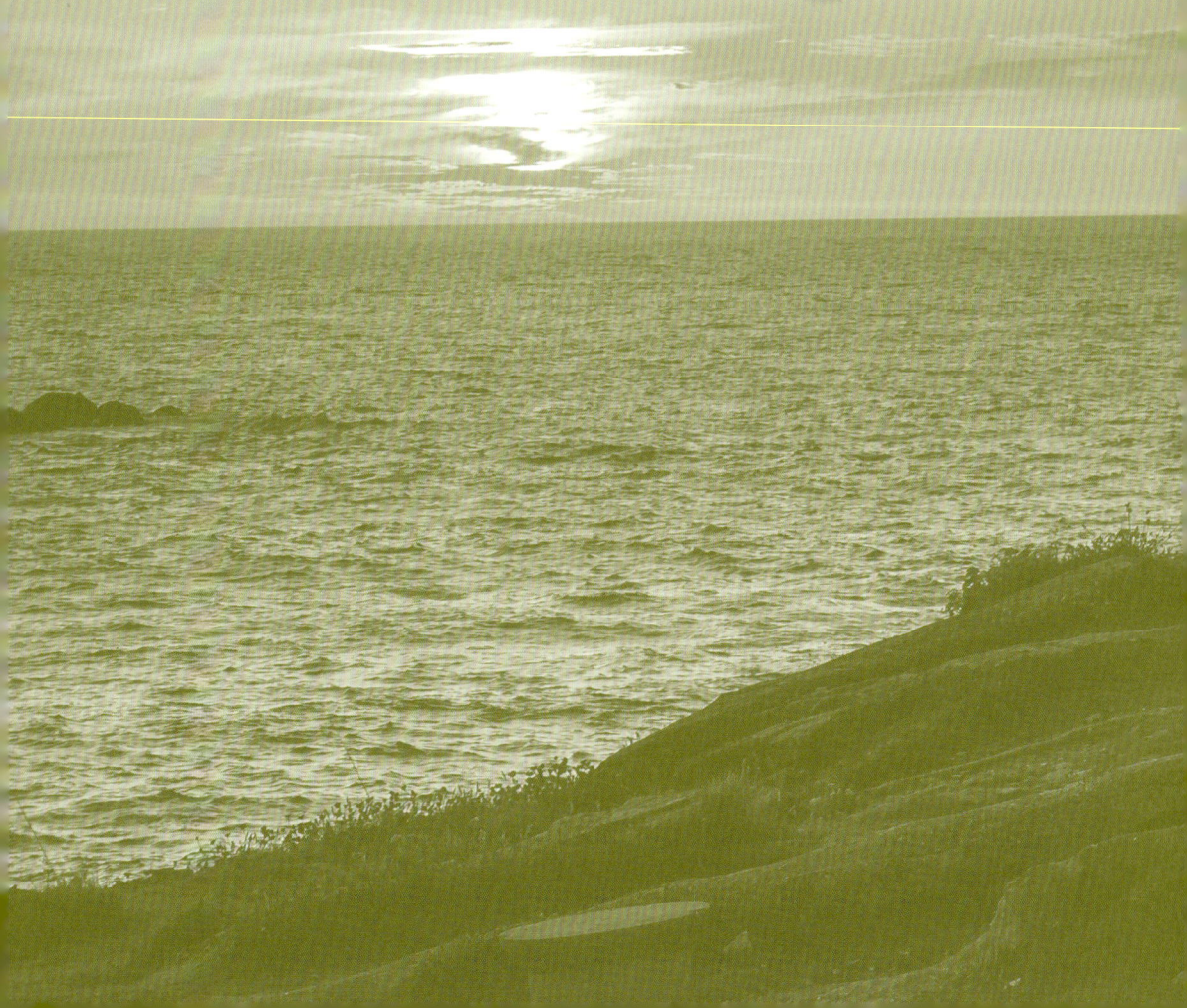

Rheuma
und andere
Erkrankungen

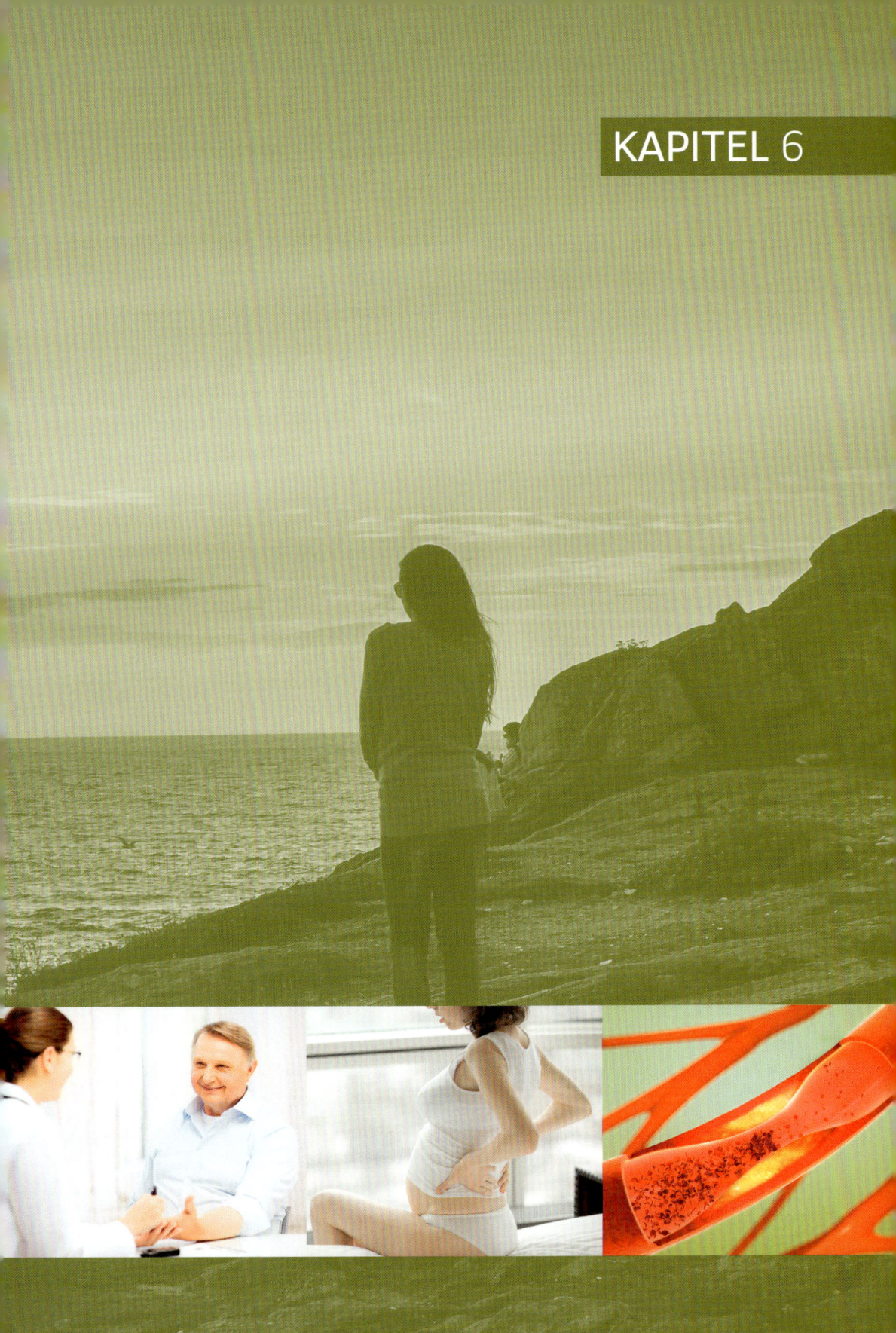

KAPITEL 6

Auslöser und Folgen

Das Glück der Schulterschmerzen

Die Schleimbeutelentzündung an der Schulter war mein Glück. Dabei habe ich sie anfangs gar nicht so ernst genommen. Wird schon wieder vergehen, dachte ich, und habe einfach die Zähne zusammengebissen, wenn es wieder einmal besonders wehtat. Dann meinte mein Arzt, es würde sicher auch der Schulter guttun, wenn ich endlich meinen Diabetes ernst nehmen und in der Behandlung entsprechend mitarbeiten würde.

„Was soll denn Diabetes mit Rheuma zu tun haben?", dachte ich zweifelnd. Doch so absurd, wie es klingt, ist es nicht! Ich habe erfahren, dass Diabetiker sehr oft unterschiedliche Formen rheumatischer Beschwerden als Folge ihrer Zuckerkrankheit entwickeln.

Den Diabetes hatte ich bis dahin ja nicht gespürt und daher auch die verordnete Bewegungstherapie eher nur nachlässig gemacht. Die Schulter, das weitaus kleinere Folgeproblem, spürte ich hingegen vehement und sie hat mich in meinen Armbewegungen immer mehr eingeschränkt. Das war dann der Anlass, endlich konsequent gegen die gefährliche Grundkrankheit vorzugehen.

Heute ist mein Diabetes stabil und auch die Schulterschmerzen, die mir die Augen geöffnet haben, sind weg.

Heinz, 56

Ob es sich um Weichteilbeschwerden, Gelenkentzündungen oder Arthrosen handelt – sehr oft werden rheumatische Beschwerden durch andere Krankheiten oder Medikamente ausgelöst. Rheuma tritt in diesen Fällen als **Begleiterscheinung oder Folgeerkrankung** auf.

Umgekehrt kann Rheuma aber auch zu gesundheitlichen Problemen führen, die man auf den ersten Blick gar nicht mit dieser Erkrankung in Zusammenhang bringt. Die möglichen **Folgen von Rheuma** reichen von Depression bis Herzinfarkt.

In vielen Fällen genügt es daher nicht, das Rheuma allein zu behandeln, sondern der ursächlichen Krankheit muss ebenso auf den Grund gegangen werden. Außerdem müssen mögliche Folgen von Rheuma beachtet und therapiert werden.

In diesem Kapitel finden Sie einen Überblick über jene Krankheiten, mit denen Rheuma vergesellschaftet sein kann.

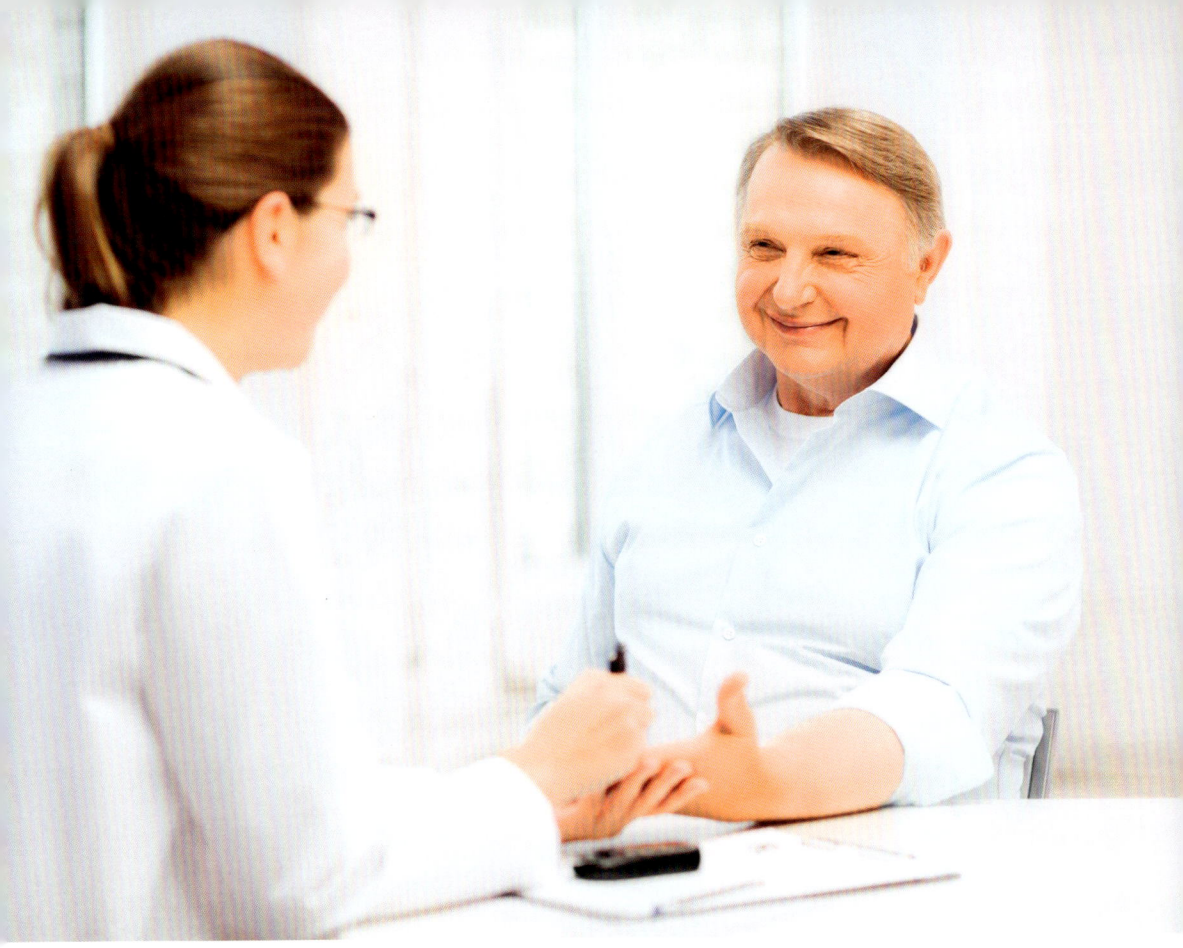

Diabetiker haben ein höheres Risiko für Rheuma

Rheuma als Folgeerkrankung oder Begleiterscheinung

„Jetzt auch noch Rheuma!" werden Sie vielleicht stöhnen, wenn Sie als Diabetiker plötzlich Gelenkschmerzen bekommen. Dass die rheumatischen Beschwerden nicht aus heiterem Himmel kommen, sondern die Folge des Diabetes sind, wissen Sie vermutlich nicht. Und wahrscheinlich ist Ihnen auch nicht bewusst, dass Sie mit einer optimalen Zuckereinstellung das Risiko für diese weitere Erkrankung reduzieren können.

Daher sollte beim Auftreten rheumatischer Beschwerden auch an folgende Auslöser gedacht werden:

Stoffwechselerkrankungen

→ **Diabetes und Rheuma:**
Häufige Folgen eines Diabetes können sein:
- → unspezifische Gelenkbeschwerden wie Schmerzen und manchmal auch leichte Schwellungen
- → Kalkablagerungen an Sehnenansätzen, Sehnenscheiden und Schleimbeuteln, v.a. im Schulterbereich
- → Veränderungen des Fußgewölbes durch Neuropathie und Gefäßschäden bei langjährigem Diabetes

Was tun?
Einerseits muss die Grundkrankheit optimal unter Kontrolle gebracht werden, wobei im Fall des Diabetes die Mitarbeit des Patienten unabdingbar ist! Andererseits werden die rheumatischen Beschwerden, wie in den jeweiligen Kapiteln angeführt, behandelt.

→ **Hämochromatose und Rheuma:**
Bei der Hämochromatose handelt es sich um eine angeborene Eisenüberladung, die nicht nur Leber, Haut und Bauchspeicheldrüse schädigt, sondern auch Gelenkschwellungen (v.a. der Fingergelenke) zur Folge haben kann.

Was tun?
Mit Erfolg wird hier der gute alte Aderlass angewendet.

→ **Mukopolysaccharidose und Rheuma:**

Bei dieser Erkrankung, die meist schon im Säuglingsalter auftritt, ist der Abbau von Zuckerbaustoffen in der Zellmembran gestört. Den betroffenen Kindern fehlt ein Enzym. Als Folge kommt es neben Veränderungen in Herz und anderen Organen auch zu Gelenkproblemen.

Was tun?

Seit Kurzem gibt es Medikamente zur Behandlung einzelner Formen dieser Krankheit, wodurch auch die Folgeerscheinung Rheuma verhindert werden kann.

Hormonstörungen

→ **Schilddrüsenhormone:**

Sowohl bei Mangel an Schilddrüsenhormon als auch bei Überfunktion der Schilddrüse sind der Muskel- und Knochenstoffwechsel mitbetroffen. Dies äußert sich in Schmerzen. Auch die Gelenke können mit Schmerzen und leichten Schwellungen reagieren.

Was tun?

Bei unerklärlichen Muskel-, Gelenk- oder Knochenschmerzen sollte die Schilddrüse untersucht werden. Eine Über- oder Unterproduktion von Schilddrüsenhormon kann durch Medikamente rasch ausgeglichen werden.

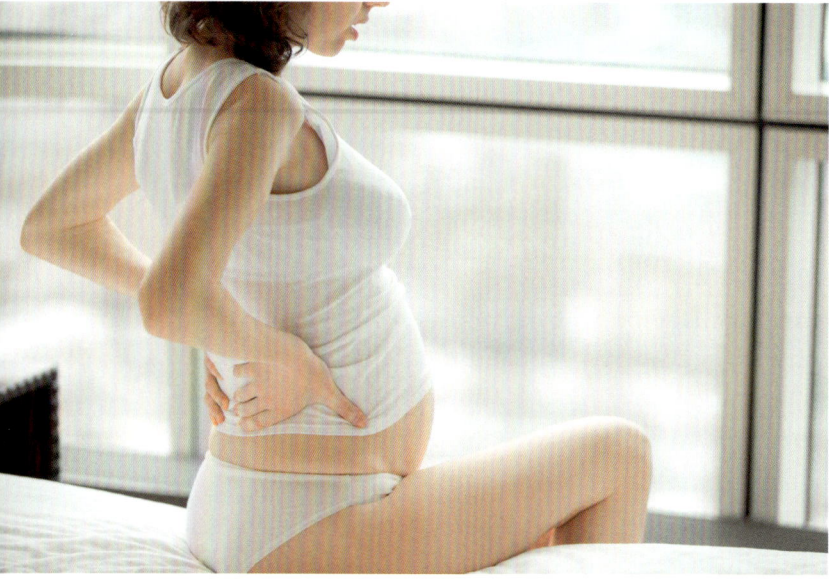

Während hormoneller Umstellungsphasen wie in der Schwangerschaft können unspezifische Schmerzen am Bewegungsapparat auftreten

→ **Weibliche Sexualhormone:**

Während hormoneller Umstellungsphasen in Schwangerschaft oder Wechsel kommt es bei Frauen häufig zu Problemen mit dem Bewegungsapparat. Es können unspezifische Muskel- und Gelenkschmerzen auftreten, nach der Menopause entwickeln sich oft Fingerpolyarthrosen. Und natürlich ist Östrogenmangel ein Risikofaktor für Osteoporose.

Was tun?

In der Schwangerschaft sind die Probleme vorübergehend und bedürfen daher keiner besonderen Therapie. Fingerpolyarthrosen nach der Menopause werden behandelt wie auf *Seite 154* beschrieben. Wie man der Osteoporose vorbeugt, lesen Sie auf *Seite 213*.

→ **Kortison:**

Kortison ist ein lebenswichtiges Hormon, das in der Nebenniere gebildet wird. Eine Überproduktion in der Nebenniere oder die langfristige Einnahme von Kortison als Medikament kann eine Muskelschwäche zur Folge haben und es erhöht sich das Risiko für Osteoporose.

Was tun?

Eine Überfunktion der Nebennieren muss von einem Endokrinologen (Hormonspezialisten) behandelt werden. Im Falle einer medikamentösen Kortisontherapie sollte diese so kurz wie möglich gehalten werden. Bei manchen rheumatischen Erkrankungen ist allerdings eine Langzeiteinnahme notwendig. In diesem Fall sind am besten Maßnahmen zu treffen, die einer Osteoporose vorbeugen (siehe *Seite 213).*

Angeborene Gerinnungsstörungen

Bei den Gerinnungsstörungserkrankungen Hämophilie A und B kann es spontan oder durch leichte Verletzungen zu einer Gelenksblutung kommen. Tritt so eine Blutung im Gelenk öfter auf, wird der Knorpel geschädigt.

Was tun?

Bei schweren Formen der Krankheit gelingt es durch regelmäßige Gabe der fehlenden Gerinnungsfaktoren, die Blutungen zu verhindern.

Neurologische Erkrankungen

Da Nerven Taktgeber für Muskeln, Sehnen und Gelenke sind und bei neurologischen Erkrankungen eine Störung dieser elektrischen Impulse vorliegt, kann es zu unspezifischen Gelenkschmerzen und Schwellungen sowie Muskelschmerzen kommen.

→ **Bei zentralen Nervenerkrankungen,** die Hirn und Rückenmark betreffen, kann es zum Ausfall mancher Nerven kommen, sodass eine Bewegung nicht möglich ist bzw. ein Muskel nicht funktioniert.

→ **Periphere Nervenerkrankungen** können unter anderem zu **Neuropathien** führen. Die betroffenen Nerven werden nicht mehr versorgt und geben keine Impulse an die Muskeln ab. Auch die Gelenke laufen deshalb nicht mehr rund. Zusätzlich können Sinneszellen die Möglichkeit verlieren, ihre Informationen an das Gehirn zu leiten.

→ Andere **Nervenstörungen** als Auslöser für rheumatische Beschwerden sind **Nervenkompressionssyndrome** (eingeklemmter Nerv) wie beim Karpaltunnelsyndrom sowie die Erkrankung **Morbus Sudeck,** bei der es nach Bagatellverletzungen zu Schwellung, starken Schmerzen und Bewegungseinschränkungen kommt.

→ Auch ein **Schlaganfall** hat Gelenkprobleme zur Folge, wenn durch den Insult die Muskelspannung erhöht ist.

Was tun?

Die Behandlung hängt vom jeweiligen Krankheitsbild ab. Ein eingeklemmter Nerv wird in der Regel operativ freigelegt. Andere Nervenerkrankungen gehören in die Hand des Facharztes für Neurologie. In den allermeisten Fällen ist physikalische Therapie Teil des Behandlungsspektrums.

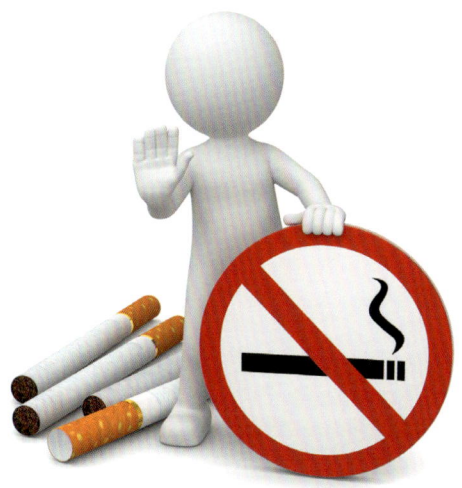

Rauchen/Nikotinsucht

Wie bereits bei den Risikofaktoren für die einzelnen rheumatischen Krankheitsbilder angeführt, fördert Rauchen die Entstehung von entzündlichen Gelenkerkrankungen. Zudem sprechen Raucher schlechter auf die Medikamente an.

Was tun?
Rauchstopp!

Krebserkrankungen

In seltenen Fällen sind Tumoren wie das Multiple Myelom (eine Knochenmarkerkrankung), aber auch Lungenkrebs, Brustkrebs, Prostatakarzinom, bösartige Schilddrüsenerkrankungen oder Darmkrebs die Ursache für rheumatische Schmerzsymptome.

Was tun?
Bei unklarer Schmerzursache muss abgeklärt werden, ob eine bösartige Erkrankung dahintersteckt.

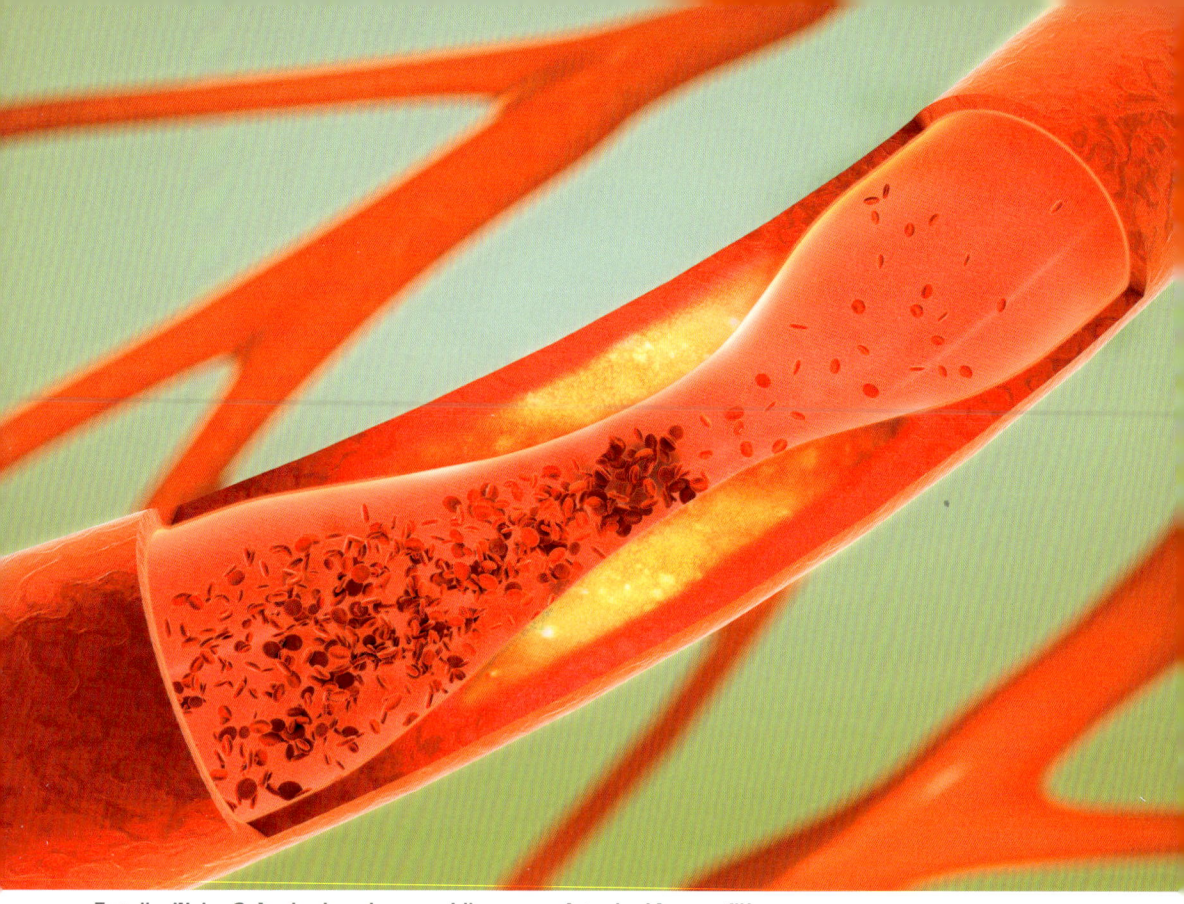

Entzündliche Gelenkerkrankungen können zu Arteriosklerose führen

Auch Rheuma selbst hat Folgen ...

„Wenn man alt wird, hat man halt Rheuma. Was soll man da schon machen?" – Diese Ansicht so mancher Menschen ist nicht nur unsinnig, sondern auch gefährlich! Denn einerseits kann man heutzutage sehr wohl „etwas machen" und muss nicht auf eine gute Lebensqualität verzichten; andererseits führt unbehandeltes Rheuma nicht selten zu gefährlichen Folgen.

Häufige Begleit- und Folgeerkrankungen, die durch Rheuma ausgelöst werden, sind:

→ Arteriosklerose

Man weiß heute, dass durch entzündliche Gelenk- und Wirbelsäulenerkrankungen sowie durch Gicht die Gefahr für eine Ge-
fäßverengung (Arteriosklerose) und damit auch für deren Folgeerkrankungen steigt. So besteht ein 2,5-fach erhöhtes Risiko
für **Herzinfarkt** und ein 1,7-faches Risiko für **Schlaganfall.**
Die Gefahr steigt, wenn die Krankheit länger als zehn Jahre
besteht und die Entzündungswerte lange Zeit erhöht sind. Mit
einer guten Behandlung des entzündlichen Rheumas hingegen sinkt das Risiko und man kann es an jenes der gesunden
Vergleichsbevölkerung annähern.
Zusätzlich komplizierend wirken sich Bluthochdruck, Übergewicht, gesteigerte Harnsäure, Fettstoffwechselstörungen und
erhöhter Blutzucker aus.

→ Osteoporose

Entzündliche rheumatische Erkrankungen und Langzeitbe-
handlung mit Kortison begünstigen die Entstehung von Knochenschwund.

→ Depression

Wer Schmerzen hat, neigt zu depressiver Stimmung. Daher ist
es kein Wunder, dass 15% der Patienten mit entzündlichen
Gelenk- und Wirbelsäulenerkrankungen irgendwann eine Phase der Depression durchmachen.

→ Magen-Darm-Probleme

Sie resultieren aus der jahrelangen Einnahme von nicht-steroidalen Antirheumatika (NSAR) gegen die Schmerzen. Diese
kommen heute allerdings nur noch bei wenigen rheumatischen Erkrankungen für lange Zeit zum Einsatz.

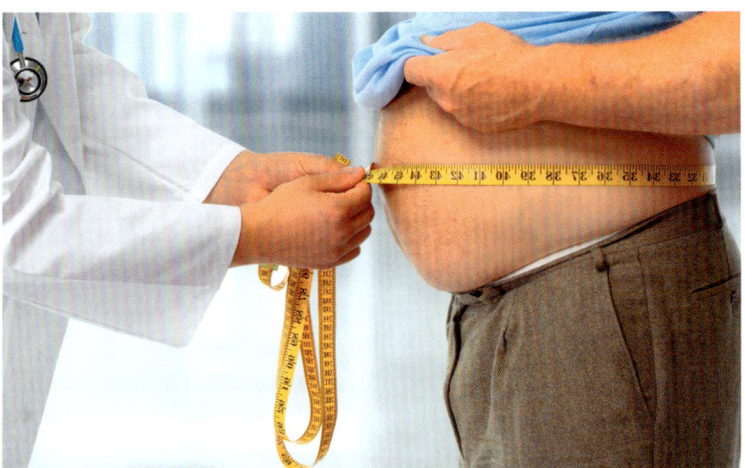

Rheumatiker, denen Bewegung Schmerzen bereitet, tendieren zu Übergewicht

→ Übergewicht

Wer Schmerzen hat, bewegt sich automatisch weniger. Wenn die Kalorienaufnahme aber gleich bleibt, so stimmt die Rechnung nicht mehr und man nimmt zu.

→ Infektionsneigung

Bei bestimmten entzündlichen rheumatischen Erkrankungen, bei denen das Immunsystem gestört ist, besteht eine erhöhte Anfälligkeit für Infektionen. Daher ist es für diese Patienten wichtig, ihren Impfstatus stets aktuell zu halten.

→ Psoriasis-Arthritis ist mit einem erhöhten Risiko für **Gicht, Fettstoffwechselstörungen und metabolisches Syndrom** verknüpft.

Alle diese möglichen Komplikationen sollten Grund genug sein, sich frühzeitig einer adäquaten Behandlung zu unterziehen und so auch die Lebensqualität zu verbessern.

Ihre Fragen – unsere Antworten

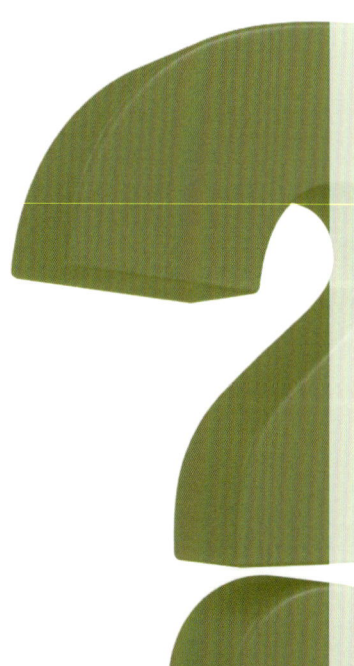

→ *Ich habe Diabetes. Jetzt habe ich auch noch Rheuma bekommen. Ist das ein Zufall oder hängt das zusammen?*
Das kann durchaus zusammenhängen. Denn zahlreiche Erkrankungen lösen rheumatische Beschwerden als Folgeerscheinung aus. Dazu zählen u.a. Stoffwechselerkrankungen wie Diabetes. Darüber hinaus können auch Hormonstörungen, neurologische Erkrankungen, Krebs, Nikotinsucht oder angeborene Gerinnungsstörungen Rheuma auslösen.

→ *Wenn Rheuma als Begleiterscheinung einer anderen Krankheit auftritt: Welche Erkrankung behandelt man dann – die Grunderkrankung oder das Rheuma?*
Beides. Wichtig ist natürlich eine gute Einstellung der Grunderkrankung, weil damit das Risiko für zusätzliche rheumatische Beschwerden gesenkt wird. Bestehen bereits Gelenkbeschwerden, so werden diese, wie in den Kapiteln über die jeweiligen Krankheiten ausgeführt, behandelt.

→ *Was haben Gelenkentzündungen mit Herzinfarkt zu tun?*
Bestehen entzündliche Gelenkerkrankungen über viele Jahre
und konnten die Entzündungswerte nicht abgesenkt werden,
so kann die Entzündung auch die Gefäße angreifen. Es kommt
zur Arteriosklerose und das Risiko für Herzinfarkt erhöht sich
um das 2,5-Fache.

→ *Dürfen sich Rheumatiker impfen lassen?*
Sie sollten es sogar! Denn bei bestimmten entzündlichen rheumatischen Erkrankungen, bei denen das Immunsystem gestört ist, besteht eine erhöhte Anfälligkeit für Infektionen. Lebendimpfungen sollten allerdings nicht während bestimmter
Behandlungen verabreicht werden.

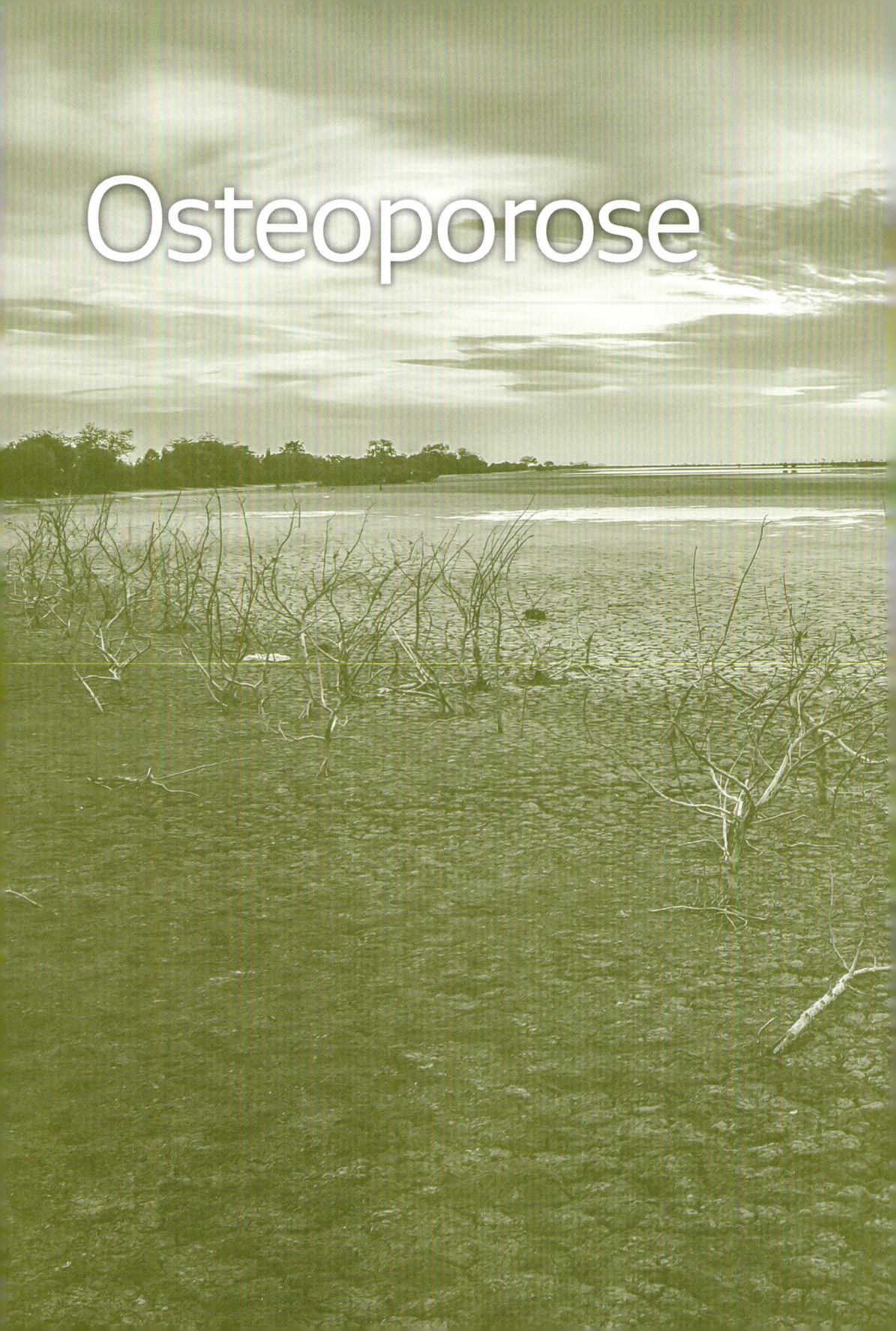

Osteoporose

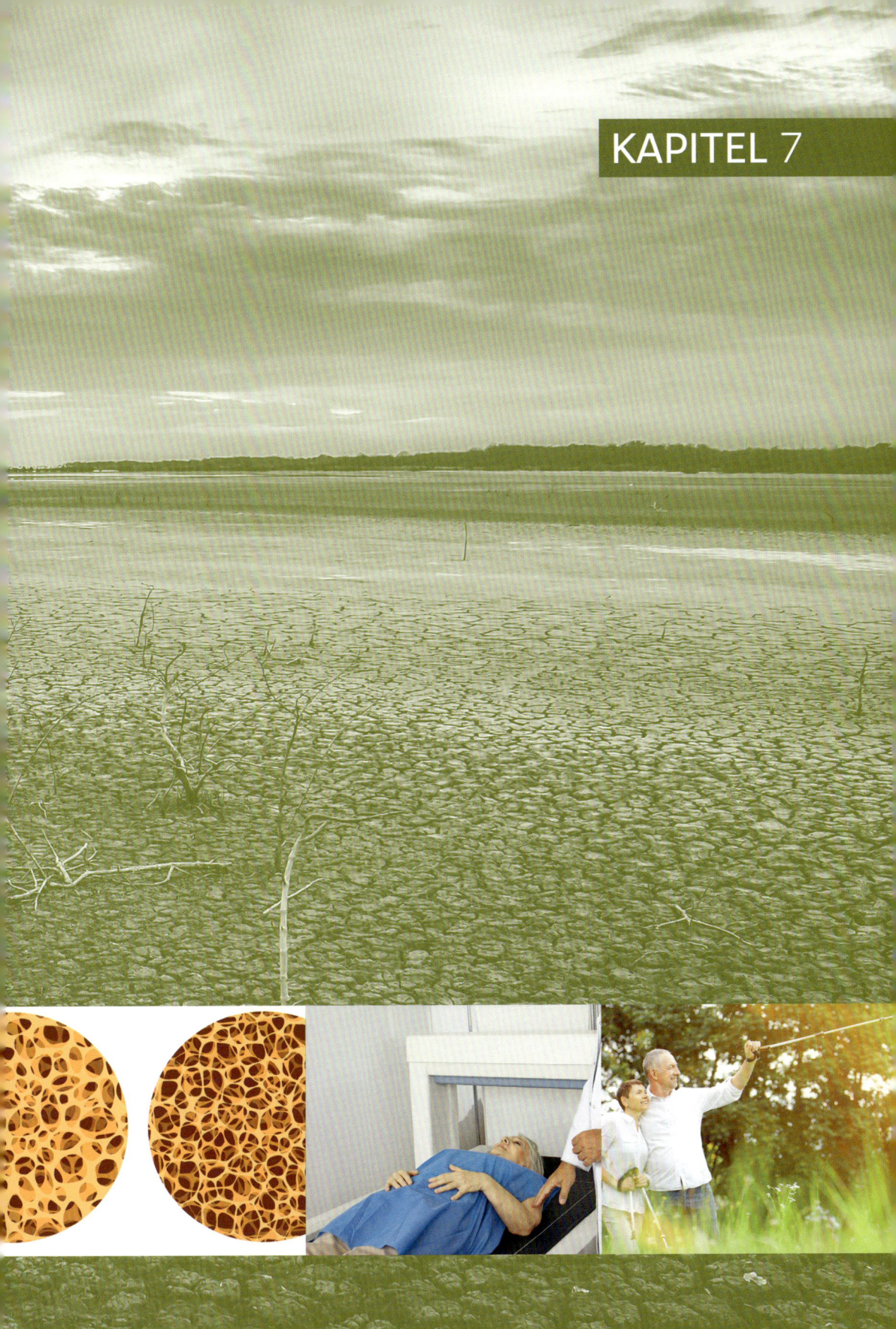

KAPITEL 7

Knochen-schwund kommt auf leisen Sohlen

Nach einem Jahr war die Osteoporose verschwunden!

Ich war erst 45, als mir meine Ärztin wegen einer längeren Einnahme von Kortison eine Knochendichtemessung empfohlen hat. Bekanntlich kann Kortison ja auf lange Sicht die Knochen brüchig machen. Die Knochendichtemessung ergab, dass ich tatsächlich bereits Osteoporose hatte, ohne dass ich je etwas gespürt hätte.

Ich bekam dann ein Medikament verordnet, das ziemlich kompliziert einzunehmen war: Man musste es eine halbe Stunde vor dem Frühstück schlucken, durfte sich nachher nicht mehr hinlegen etc. Aber ich habe das sehr konsequent gemacht, weil ich mich nur zu gut an die alten Frauen in meiner Kindheit erinnerte, die mit Schmerzen und einem sogenannten Witwenbuckel durchs Leben gehen mussten. Einen Witwenbuckel und Knochenbrüche wollte ich keinesfalls! Zusätzlich habe ich Kalzium und Vitamin D genommen und mich in einem Fitnessstudio eingeschrieben. Ich habe gehofft, dass durch Medikament, Vitamin D, Kalzium und zweimal Krafttraining pro Woche das Fortschreiten des Knochenschwunds aufgehalten werden könnte.

Umso größer war die Überraschung, als ich nach einem Jahr wieder zur Knochendichtemessung ging: Die Krankheit war nicht nur nicht weiter fortgeschritten, sondern die Knochenmasse hatte sogar zugenommen (!) und meine Osteoporose war praktisch weg! Ich konnte das Medikament absetzen, achte aber heute noch darauf, die anderen beiden Maßnahmen weiter durchzuführen.

Johanna, 56

Osteoporose – was ist das?

Die Osteoporose, auch als „Knochenschwund" bekannt, ist eine systemische Skeletterkrankung, die alle Knochen betreffen kann und durch eine Verringerung der Knochenmasse/Knochendichte sowie eine Veränderung der Knochenstruktur gekennzeichnet ist. Es besteht ein Ungleichgewicht zwischen Knochenaufbau und Knochenabbau, wobei der Abbau überwiegt. Der Knochen verliert an Stabilität und bricht leichter. Knochenbrüche (v.a. Brüche an Wirbelsäule und Oberschenkelhals) und deren gravierende Folgen, wie Immobilität und Pflegebedürftigkeit, sind das eigentliche Problem der Osteoporose.

Bis zum 30. Lebensjahr baut der Mensch Knochendichte auf, danach verliert man im Laufe des Lebens pro Jahr 0,5–1% an Knochenmasse. Daher ist die Osteoporose eine Krankheit des höheren Lebensalters.

Bei *Frauen* setzt sie allerdings früher ein. Denn Frauen bauen von vornherein weniger Knochenmasse auf als Männer, haben einen zarteren Körperbau und einen geringeren Kalziumgehalt in den Knochen. Zusätzlich geht mit dem plötzlichen Wegfall der Östrogenproduktion im Wechsel der Knochenschutz durch dieses Hormon verloren.

Männer haben aufgrund ihres Körperbaus von Anfang an einen höheren Knochendichte-Ausgangswert, der dann altersbedingt Jahr für Jahr abgebaut wird. Außerdem geht bei ihnen die Produktion des knochenschützenden Sexualhormons Testosteron nicht so abrupt zurück wie die Östrogenproduktion bei Frauen, sondern allmählich.

Studien zufolge erkranken jede dritte Frau und jeder fünfte Mann über 50 Jahren an Osteoporose.

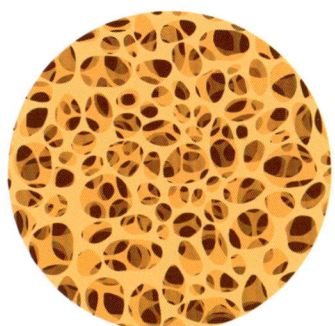
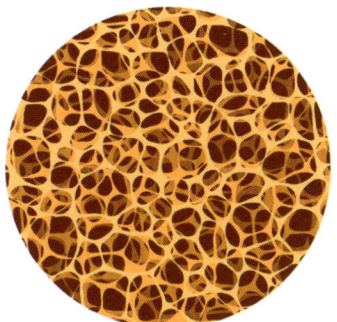

normale Knochendichte   **durch Osteoporose veränderte Knochendichte**

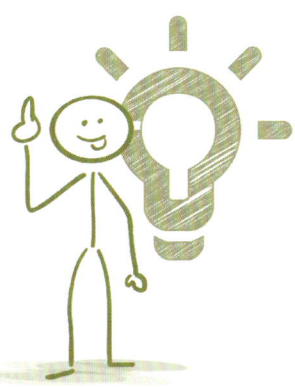

Wissen in Kürze:

Das **Knochengewebe** unterliegt einem ständigen Auf- und Abbau. Für diesen Umbauprozess sorgen knochenaufbauende und knochenabbauende Zellen: **Osteoblasten** und **Osteoklasten.** Während Osteoblasten fortlaufend neues Knochengewebe bilden, bauen Osteoklasten altes Knochengewebe ab. Ist dieser Umbauprozess im Knochen gestört und überwiegt der Abbau, so nimmt die Knochendichte ab. Aber auch die sogenannten **Trabekel,** Knochenbälkchen, die für die Stabilität sorgen, werden ausgedünnt. Durch diese Veränderungen von Dichte und Mikroarchitektur verlieren die Knochen an Festigkeit und werden „porös".

Ursachen

Bei 95% aller Betroffenen ist die Osteoporose durch einen natürlichen, altersgemäßen Knochenmasseabbau bedingt, der durch Risikofaktoren noch verstärkt werden kann. Man spricht von *primärer Osteoporose.*

Mögliche Ursachen und Risikofaktoren für primäre Osteoporose:

→ Alter

→ mangelhafter Aufbau von Knochenmasse in der Jugend

→ Ausfall der knochenschützenden Sexualhormone Östrogen und Testosteron

→ familiäre Vorbelastung

→ Untergewicht

→ Rauchen

→ kalziumarme Ernährung

→ Vitamin-D-Mangel

→ Bewegungsmangel

Neben den nicht veränderbaren Ursachen und Risikofaktoren gibt es Faktoren, die man durch den Lebensstil selbst sehr wohl beeinflussen kann. Hierzu zählen in erster Linie Ernährung und Bewegung – siehe dazu „Keine Chance dem Knochenschwund", *Seite 213.*

5% der Patienten leiden an *sekundärer Osteoporose.* In diesem Fall ist der „Knochenschwund" eine Folge anderer gesundheitlicher Störungen oder der Nebenwirkung von Medikamenten.

Mögliche Ursachen für sekundäre Osteoporose:

→ entzündliche rheumatische Erkrankungen

→ Schilddrüsenfunktionsstörungen

→ Diabetes mellitus

→ chronische Magen-Darm-Erkrankungen mit verminderter Kalziumaufnahme

→ Nebenwirkung von Medikamenten, z.B. Kortison, manche Krebsmedikamente, die die Sexualhormone blockieren, Protonenpumpenhemmer zur Neutralisierung von Magensäure etc.

Siehe dazu auch das Kapitel „Rheuma und andere Erkrankungen" ab *Seite 183*.

Symptome

Deutliche Anzeichen einer Osteoporose können Schmerzen, Knochenbrüche, Rundrücken oder Verringerung der Körpergröße sein. Allerdings kommt es meist erst in fortgeschrittenem Stadium zu den genannten Symptomen. Auch Schmerzen sind nicht immer spürbar. Daher wiegen sich Patienten oft jahrelang in falscher Sicherheit, obwohl ihre Knochen schon brüchig geworden sind. Die einzige Möglichkeit, die Krankheit frühzeitig zu erkennen, ist die Knochendichtemessung.

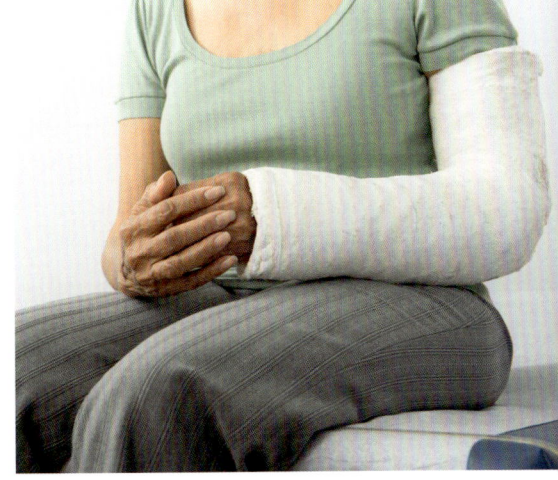

Osteoporosepatienten neigen vermehrt zu Knochenbrüchen

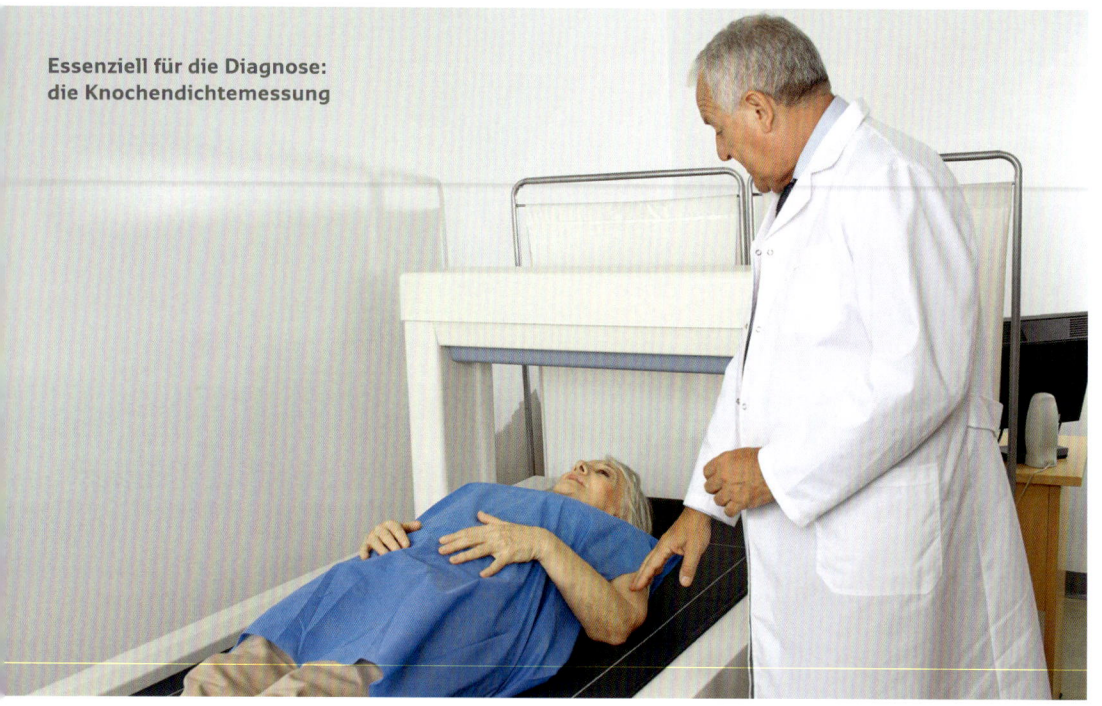

Essenziell für die Diagnose:
die Knochendichtemessung

Diagnose

Drei Faktoren sind für die Diagnosefindung essenziell:

1. Berücksichtigung des Alters
2. Vorhandene Risikofaktoren
3. Knochendichtemessung

Aus der Kombination dieser Faktoren kann der spezialisierte Arzt das Knochenbruchrisiko für die nächsten Jahre abschätzen. Die Knochendichtemessung als Vorsorge – optimalerweise eine DEXA-Messung – ist unter den bildgebenden Techniken die Methode der ersten Wahl. Sie sollte sowohl an der Lendenwirbelsäule als auch an einem Schenkelhals vorgenommen werden.

Wie stark sind Ihre Knochen?

Wann zur Knochendichtemessung?

Grundsätzlich sollten Sie das gemeinsam mit Ihrem Arzt fest-
legen, da die Notwendigkeit dieser Untersuchung nicht nur
von Alter und Geschlecht, sondern auch von Ihren individuellen Risikofaktoren abhängt. Empfohlen wird eine erste Untersuchung für Frauen ab dem 65. Lebensjahr. Bei Männern ist
eine erste Messung ab 70 Jahren angezeigt. Bestehen Risikofaktoren, dann entsprechend früher.

Was bedeutet welches Ergebnis?
Bestimmt wird mit der Messung der mineralische Gehalt der
Knochensubstanz (Bone Mineral Density – BMD). Das Ergebnis
wird als sogenannter T-Wert angezeigt. Die Messung sollte je-
doch immer im Zusammenhang mit dem Alter und den indivi-
duellen Risikofaktoren bewertet werden.
→ T-Wert höher als minus 1,0: Normalbefund
→ T-Wert zwischen minus 1,0 und minus 2,5: Osteopenie, eine
   Vorstufe der Osteoporose
→ T-Wert niedriger als minus 2,5: Osteoporose

Wissen in Kürze:

T-Wert: Für die Berechnung der individuellen Knochendichte benutzt man als Vergleichsmaßstab den mittleren Knochendichtewert eines gesunden jüngeren Menschen und setzt diesen in Bezug zum berechneten Wert des Patienten. Die Zahl, die sich daraus ergibt, wird als T-Wert oder T-Score bezeichnet.

Labor als Ausschlussuntersuchung

Eine Blutuntersuchung im Labor ist nur aus zwei Gründen sinnvoll:
→ wenn der Verdacht auf sekundäre Ursachen besteht und man diese ausschließen muss;
→ zur Beurteilung des Krankheitsverlaufs während der Behandlung. Knochenstoffwechselparameter können anzeigen, ob der Knochenabbau nach wie vor gesteigert oder schon minimiert ist bzw. sogar zum Stillstand gebracht werden konnte.

Behandlung

Welche Behandlung zur Anwendung kommt, hängt vom Ergebnis der Knochendichtemessung und somit vom Grad des Knochenschwunds sowie von begleitenden Risikofaktoren ab. Die Maßnahmen reichen von Bewegung und gesunder Ernährung über Kalzium- und Vitamin-D-Substitution bis zu Medikamenten.

Bei **Osteopenie** (T-Wert zwischen minus 1,0 und minus 2,5) besteht die Therapie in der täglichen Einnahme von 1.000 mg Kalzium und 880 Einheiten Vitamin D.
Warum Kalzium? Kalzium ist wichtiger Bestandteil der Knochenmasse und muss daher in ausreichender Menge zugeführt werden.
Warum Vitamin D? Dieses Vitamin, für dessen Eigenproduktion der Körper UV-Licht benötigt, sorgt dafür, dass Kalzium in den Knochen eingebaut wird.

Osteoporose liegt vor, wenn der T-Wert niedriger als minus 2,5 ist. In diesen Fällen ist zusätzlich zur Kalzium- und Vitamin-D-Substitution eine Therapie mit Medikamenten erforderlich.

Wichtig: Bevor man mit einer medikamentösen Therapie beginnt, sollte bereits ausreichend Kalzium vorhanden sein. Daher schon vorher Kalzium und Vitamin D zuführen!

Welche Medikamente kommen zur Anwendung?

→ **SERMs (selektive Östrogen-Rezeptor-Modulatoren):** SERMs beeinflussen den Hormonhaushalt, können die knochenabbauenden Zellen, die Osteoklasten, hemmen und so den Abbau von Knochenmasse bremsen. Diese Medikamente eignen sich für jüngere Patientinnen um die 50, die die Menopause gerade hinter sich haben.

→ **Bisphosphonate:** Für alle anderen Betroffenen sind sie die erste Wahl. Bisphosphonate verzögern nicht nur den Knochenabbau, sondern können auch die Knochendichte steigern. Der Prozess kann somit umgekehrt werden. Wurde damit wieder gute Knochenqualität aufgebaut, kann die Therapie beendet werden.

In der Regel wird maximal fünf Jahre lang mit Bisphosphonaten behandelt. Hat bis dahin kein Knochenaufbau stattgefunden, wechselt man auf ein anderes Medikament.

Darreichungsformen:

→ Oral (zum Schlucken). Das Medikament wird einmal pro Woche nach genauer Anweisung eingenommen: 30 Minuten vor dem Frühstück mit ¼ Liter Leitungswasser. Danach darf man sich nicht mehr hinlegen!

→ Als Injektion. Diese wird entweder alle drei Monate oder einmal im Jahr in die Vene verabreicht.

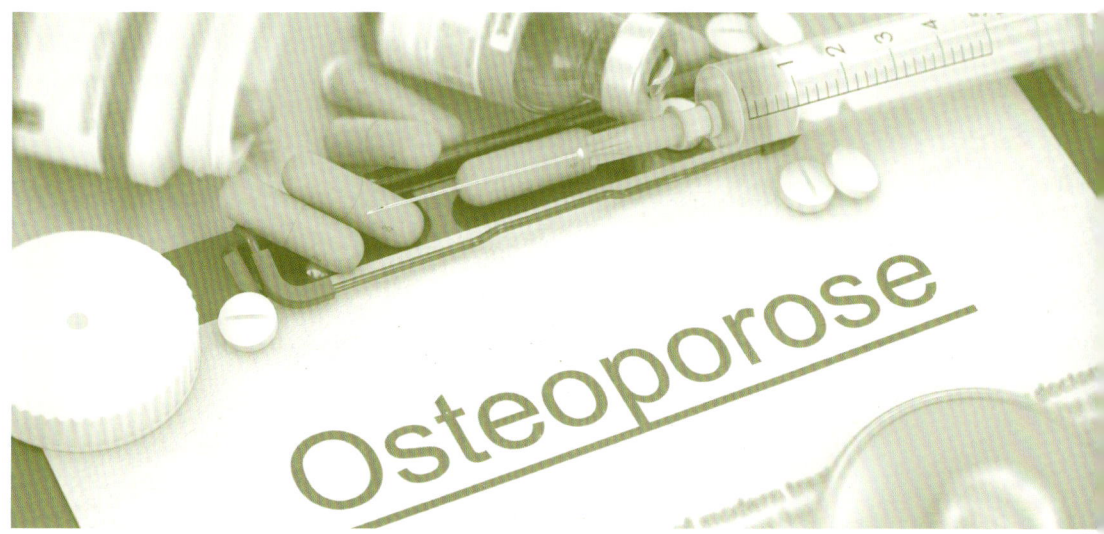

→ **Denosumab:** eignet sich für Patienten mit hohem Fraktur-
risiko, die auch nach Bisphosphonat-Therapie eine zu niedrige Knochendichte haben oder die Bisphosphonate nicht
vertragen. Denosumab gehört zur Gruppe der Biologika und
wird alle sechs Monate unter die Haut gespritzt.

→ **Parathormon:** Dieses körpereigene Hormon greift in den
Knochenstoffwechsel ein und stimuliert die knochenaufbau-
enden Osteoblasten. Das Ergebnis ist eine „echte" Knochen-
neubildung mit verbesserter Mikroarchitektur des Knochens.
Das Mittel muss täglich vom Patienten selbst unter die Haut
injiziert werden. Zielgruppe sind Patienten mit schwerer
Osteoporose, die trotz bestehender Therapie von Wirbelkörperfrakturen betroffen sind.

→ **Strontiumranelat:** fördert den Knochenaufbau und bremst
den Knochenabbau, kann aber ernst zu nehmende Nebenwirkungen (Thrombembolien) haben. Herzpatienten dürfen
dieses Mittel nicht nehmen! Aufgrund der möglichen Nebenwirkungen wird es meist nur dann eingesetzt, wenn andere Medikamente versagt haben.

Nicht-medikamentöse Maßnahmen

An nicht-medikamentösen Verfahren besteht bei frischen Wirbelkörperfrakturen unter bestimmten Voraussetzungen die Möglichkeit einer Vertebroplastie/Kyphoplastie. Hierbei wird der eingebrochene Wirbelkörper mit Zement stabilisiert und so wieder aufzurichten versucht. Eine Schenkelhalsfraktur wird in den allermeisten Fällen durch eine Operation stabilisiert, um eine rasche Mobilisierung und dadurch auch wieder Selbstständigkeit zu erreichen.

Was bewirkt Bewegung?

In Studien wurde nachgewiesen, dass Knochen auf wiederholte mechanische Reize durch regelmäßige Belastung (Sport) mit einem Aufbau von Knochenmasse und einer positiven Veränderung ihrer Gewebestruktur reagieren. Bewegung ist daher eine wichtige ergänzende Maßnahme in der Behandlung der Osteoporose wie auch in der Vorbeugung. In welcher Intensität und mit welchen Sportarten dies geschieht, muss vor allem bei schwerer Osteoporose mit dem Arzt abgesprochen werden. Siehe dazu die nachfolgend angeführten Tipps zur Vorbeugung.

Bewegung ist eine wichtige Maßnahme zur Behandlung und Vorbeugung

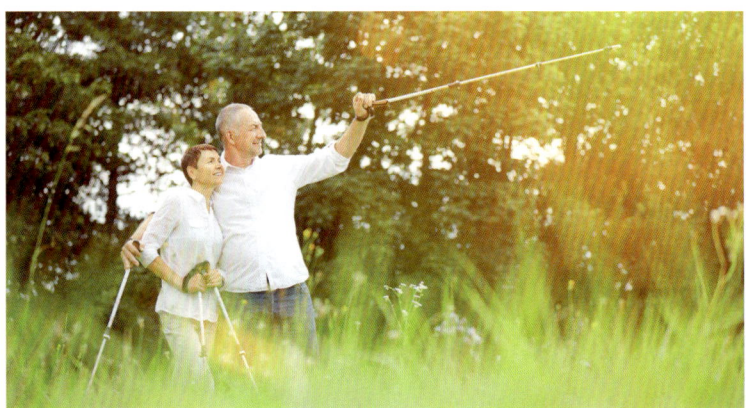

Vorbeugung:
Keine Chance dem
„Knochenschwund"!

Osteoporose muss nicht sein! Wer rechtzeitig mit der Prophylaxe beginnt, kann mit starken Knochen, denen der natürliche Abbau weniger ausmacht, ins Alter gehen. Denn je höher die Knochendichte vor den altersgemäßen Veränderungen ist, desto höher bleibt das Niveau trotz des jährlichen Abbaus.

Die wichtigsten vorbeugenden Maßnahmen sind eine kalzium- und eiweißreiche Ernährung, Vitamin D sowie Bewegung.

→ Starke Knochen durch richtige Ernährung

Käse, Milch und Milchprodukte liefern die größten Mengen an Kalzium. Unter den pflanzlichen Lebensmitteln enthalten vor allem Grünkohl, Vollkorngetreide und Hülsenfrüchte **Kalzium,** allerdings in geringeren Mengen als Milchprodukte. Auch Mineralwässer mit hohem Kalziumgehalt können zur Deckung des täglichen Bedarfs beitragen.

Grundsätzlich benötigt ein gesunder Mensch täglich 1.200 mg Kalzium. Zum Vergleich: 300 mg Kalzium sind in 250 ml Buttermilch, Milch, Jogurt, Kefir oder in 300 mg Topfen enthalten. 200 mg Kalzium sind beispielsweise enthalten in 35 mg Camembert, 20 g Emmentaler, 15 g Parmesan, 125 g gekochtem Grünkohl, 400 g Bohnen oder 200 g Brokkoli.

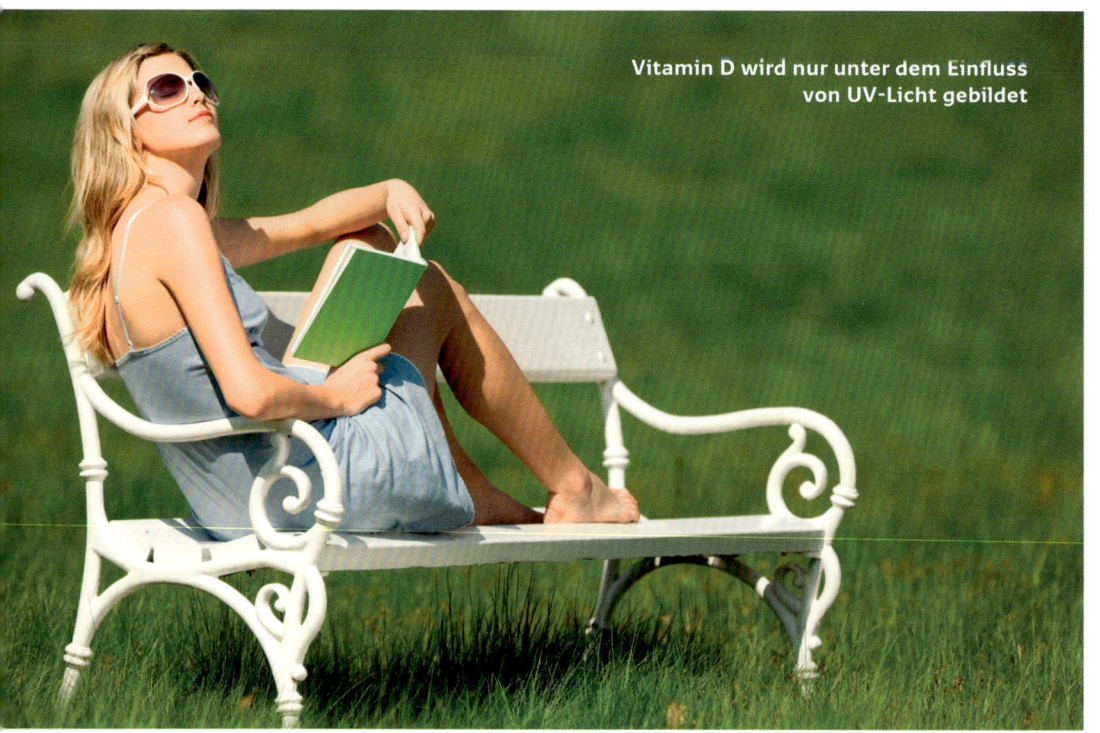

Vitamin D wird nur unter dem Einfluss von UV-Licht gebildet

→ Starke Knochen durch Vitamin D

Vitamin D ist erforderlich, damit das für den Knochen wichtige Kalzium eingebaut werden kann. Wir produzieren dieses Vitamin ausschließlich unter dem Einfluss von UV-Licht. Daher sind Menschen in unseren Breiten mit oft langen, sonnenarmen Wintern durchwegs unterversorgt mit Vitamin D. Eine ausreichende Versorgung wäre z.B. durch täglich 30 Minuten Sonnenbestrahlung von Gesicht und Unterarmen gegeben. Besteht diese Möglichkeit nicht, so empfiehlt sich die Einnahme eines Vitamin-D-Präparats.

→ Starke Knochen durch Bewegung

Empfehlenswert ist eine Kombination aus folgenden Trainingsformen:

→ **Krafttraining** an Maschinen oder gegen das eigene Körpergewicht bzw. mit Hanteln und/oder Thera-Band. Krafttraining bringt nicht nur mehr Muskelkraft, sondern stärkt auch die Knochen.

→ **High-Impact-Sportarten:** Dazu zählen Sportarten, die mit starker Kraft auf Knochen und Muskulatur einwirken, wie z.B. Tennis, Joggen, Aerobic, Ballspiele oder Tanzen.

→ **Koordinationstraining:** Sportarten wie Qi Gong, Tai-Chi oder Yoga beispielsweise fördern die Gelenkigkeit und eignen sich daher vor allem zur Sturzprophylaxe.

Nicht allein die Knochendichte, sondern die Kombination aus starken Knochen, Gelenkigkeit und auch Sturzprophylaxe (wie z.B. rutschende Teppiche entfernen, Türschwellen abbauen und Badewannengriffe montieren) kann schweres Leid durch Osteoporose und deren Folgen, wie Wirbelkörperbrüche oder Schenkelhalsbrüche, verhindern helfen.

Ihre Fragen – unsere Antworten

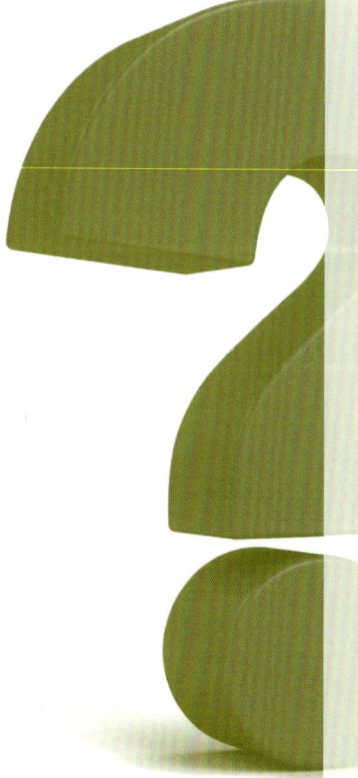

→ *Warum sind hauptsächlich Frauen von Osteoporose betroffen?*

Grundsätzlich verlieren sowohl Frauen als auch Männer ab dem 30. Lebensjahr 0,5–1% an Knochenmasse pro Jahr. Die Folgen dieses Knochenschwunds (Brüchigkeit der Knochen) zeigen sich daher erst nach Jahrzehnten, in denen der Knochenmasseabbau den Aufbau überwiegt. Allerdings spielen neben dem Alter auch andere Faktoren eine Rolle, durch die Frauen benachteiligt sind. Frauen haben von vornherein weniger Knochenmasse als Männer und einen zarteren Körperbau. Hinzu kommt der abrupte Wegfall der knochenschützenden Östrogene im Wechsel. Daher sind Frauen früher und häufiger von Osteoporose betroffen als Männer.

→ *Ab wann sollte man eine Knochendichtemessung durchführen lassen?*

Frauen erstmals ab dem 65. Lebensjahr, Männer ab 70. Bei Risikofaktoren entsprechend früher.

→ *Was bedeutet Osteopenie?*

Dabei handelt es sich um eine Vorstufe der Osteoporose. Bei der Knochendichtemessung zeigt sich ein T-Wert zwischen minus 1,0 und minus 2,5. Menschen mit Osteopenie werden in der Regel mit Kalzium und Vitamin D behandelt. Erst bei einem T-Wert, der niedriger als minus 2,5 ist, kommen weitere Medikamente zum Einsatz.

→ *Können Medikamente eine Osteoporose rückgängig machen?*

Grundsätzlich ist das Ziel der verschiedenen Osteoporose-Medikamente, den Abbau von Knochenmasse zu bremsen. Viele können zusätzlich auch die Knochendichte steigern und so den Prozess umkehren.

→ *Warum wirkt sich Bewegung günstig aus?*

Die Knochen reagieren auf wiederholte mechanische Reize, wie sie bei regelmäßiger Sportausübung erfolgen, mit einem Aufbau der Knochenmasse und einer positiven Veränderung der Knochenstruktur.

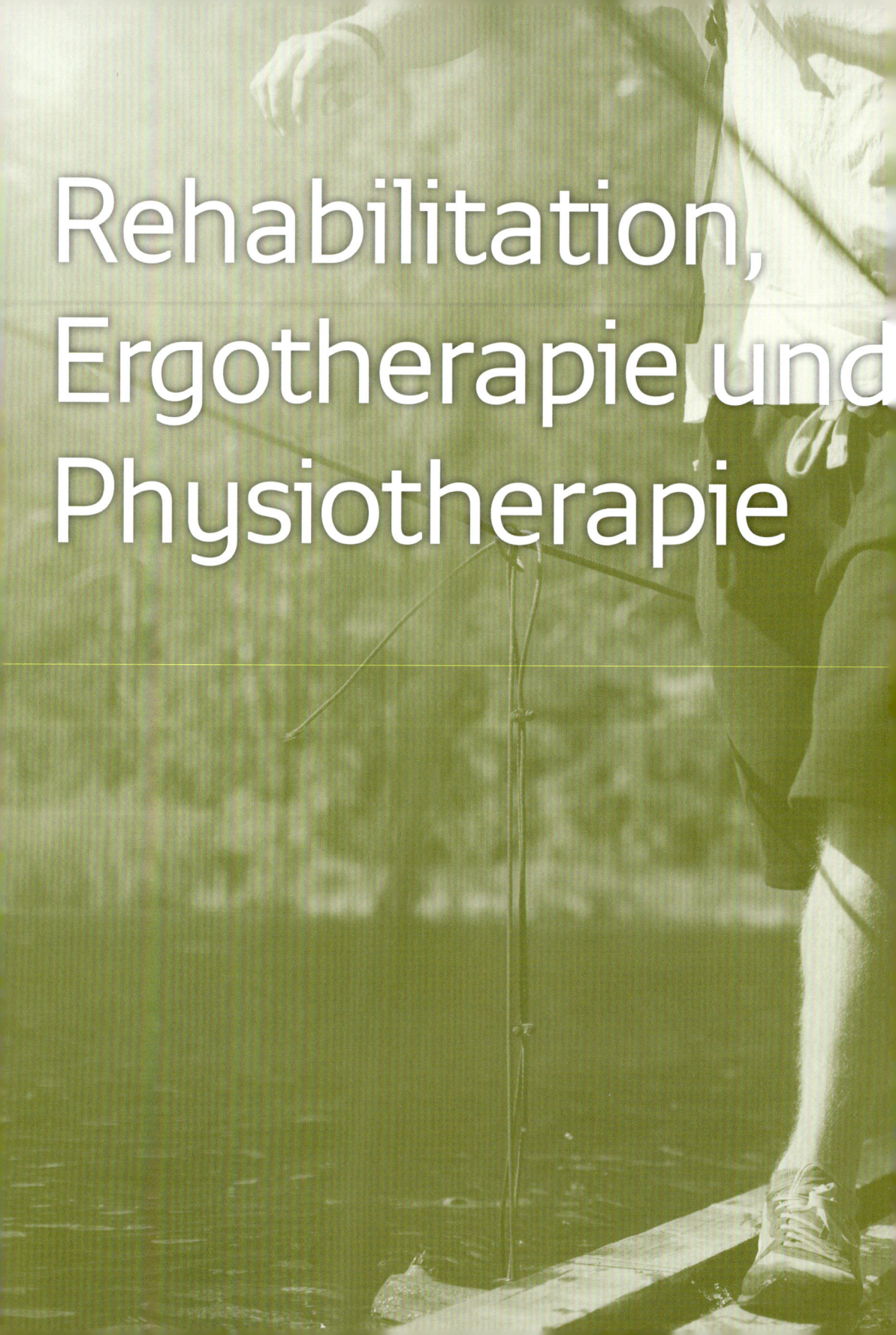

Rehabilitation, Ergotherapie und Physiotherapie

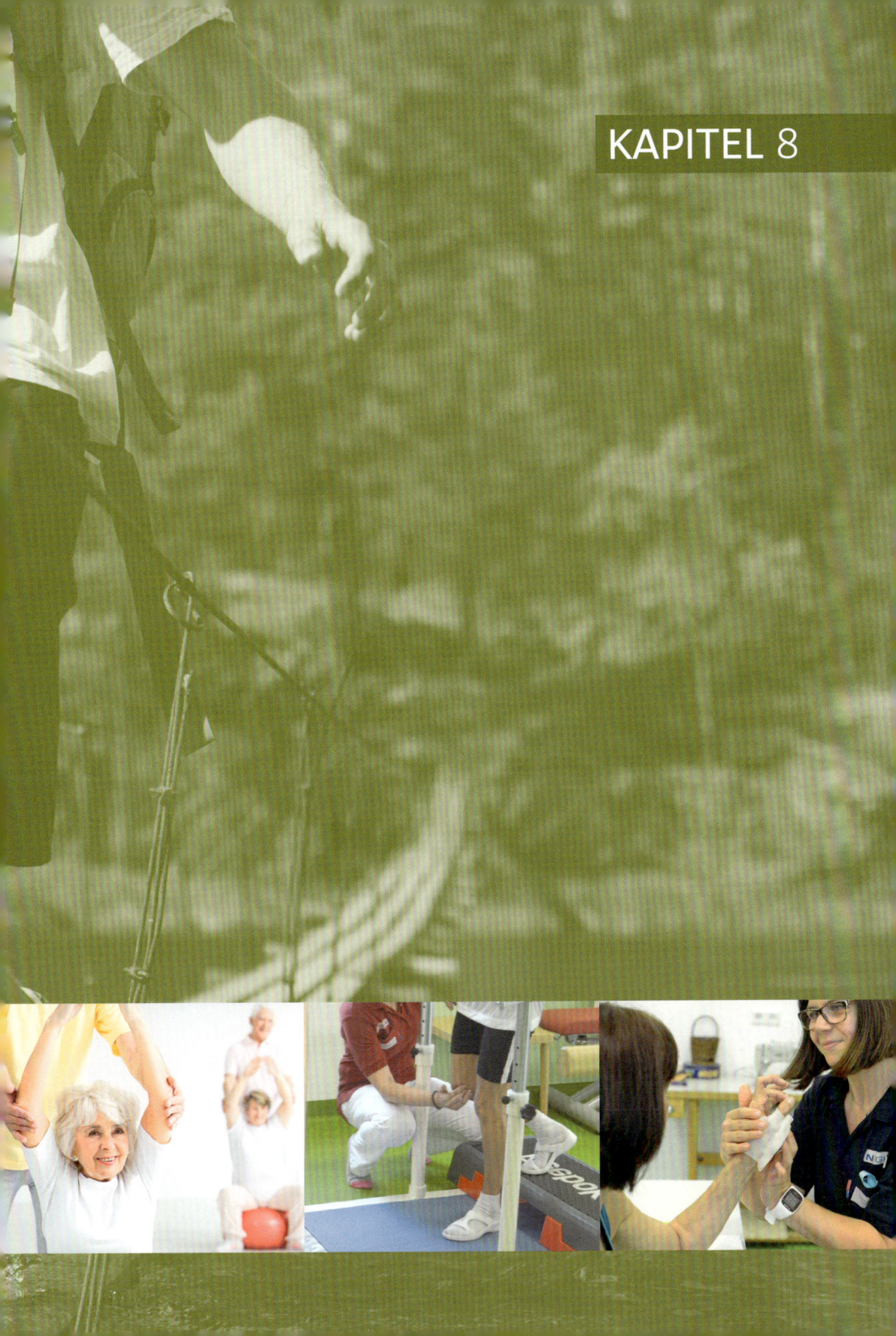

KAPITEL 8

Aktiv zu mehr Lebensqualität

Gezielte Rehabilitation kann bei rheumatischen Erkrankungen die medikamentöse Therapie wirksam ergänzen, Patienten bei der Bewältigung des Alltags und der Änderung der Lebensweise unterstützen und deutlich zur Verbesserung der Lebensqualität beitragen.

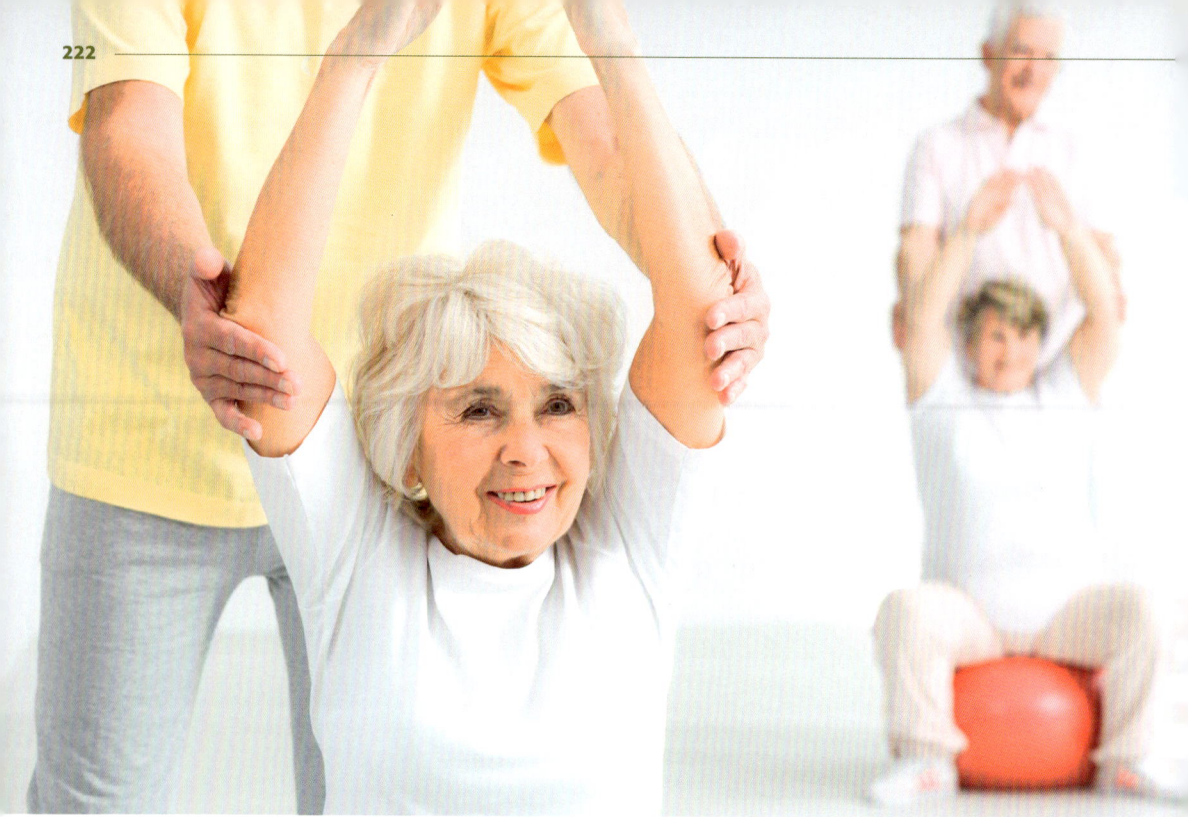

Es ist möglich, eine Rehabilitation stationär in einer Rehabilitationsklinik oder auch ambulant durchzuführen. Beide Formen bieten die gleichen Anwendungen, jedoch ist eine stationäre Rehabilitation komprimierter und das Programm wird in drei Wochen absolviert. Wer sich für eine vollkommen gleichwertige ambulante Rehabilitation (der Phase II) entscheidet, kommt nur jeden zweiten Tag zur Therapie, dafür sechs Wochen lang, schläft aber zu Hause.

Während die stationäre Form bei älteren Menschen beliebter ist, ziehen jüngere Patienten, die im Berufsleben stehen und/ oder Familie haben, die ambulante Reha vor.

Was kann die Rehabilitation?

Ziele der Rehabilitationsmaßnahmen sind die Linderung der Schmerzen durch Bewegung oder physikalische Maßnahmen, die Verbesserung der Beweglichkeit und damit auch die Reduktion der Medikamentendosis. Bei entzündlichen Erkrankungen versucht man, die Funktionsfähigkeit der Gelenke möglichst lange zu erhalten. Bei degenerativen Krankheitsbildern wie der Arthrose steht die Stabilisierung der Muskulatur rund um das abgenützte Gelenk im Vordergrund und bei Patienten nach Gelenkersatzoperationen ist das Ziel, den Bewegungsumfang des Gelenks möglichst wiederherzustellen.
Für jeden Patienten wird ein auf seine Bedürfnisse zugeschnittenes, individuelles Programm erstellt, das als Basis neben physio- und ergotherapeutischen Einzel- und Gruppentherapien ein entsprechend modifiziertes Kraft- und Ausdauertrainingsprogramm enthält. Dieses wird dann durch Maßnahmen anderer Berufsgruppen, wie Diätologinnen und Psychologinnen, ergänzt.

Für wen ist eine Rehabilitation sinnvoll?

Um ein paar Beispiele zur Veranschaulichung zu nennen:

→ Entzündliche Gelenkerkrankungen

Voraussetzung ist eine gute medikamentöse Einstellung. Betroffene dürfen sich nicht in einem Schub befinden. Im Vordergrund stehen Ergotherapie und Physiotherapie.

→ Arthrose

Besonders wichtig ist hier die gezielte Stärkung der Muskulatur rund um das geschädigte Gelenk, um dieses zu entlasten. Dies geschieht durch aktive Physiotherapie oder Hydrotherapie (Schwefelbäder u.a.).

→ Gicht

Neben den genannten Therapien ist die Diätberatung von großer Bedeutung, weil Gichtanfälle in den allermeisten Fällen durch Ernährungsfehler ausgelöst werden.

→ Weichteilrheuma

Ist dann Indikation für eine Rehabilitation, wenn die Beschwerden schon länger bestehen bzw. chronisch geworden sind.

→ Fibromyalgie

Hier bringt die Hydrotherapie (Wassertraining) gute Erfolge. Patienten profitieren auch von Entspannungstraining und psychologischen Maßnahmen.

→ Osteoporose

Im Vordergrund stehen im Rahmen der Rehabilitation sowohl Krafttraining und Diätberatung als auch Sturzprophylaxe.

So läuft die Rehabilitation ab

Zu Beginn findet eine Besprechung mit dem betreuenden Arzt statt, der die Therapieziele definiert und einen individuellen Behandlungsplan erstellt. Auch wird der Patient medikamentös eingestellt bzw. wird die bisherige Medikation fortgeführt.

Der betreuende Arzt führt den Patienten durch die gesamte Zeit der Rehabilitation und begleitet ihn mit zumindest fünf Arztbesuchen; bei Bedarf steht aber rund um die Uhr ein Arzt zur Verfügung.

Durch den Arzt erfolgt auch die Zuordnung zu den einzelnen Therapien (Physiotherapie, Ergotherapie). Wesentlich für einen Rehabilitationserfolg ist das Zusammenspiel Arzt-Therapeut-Patient. Dem Patienten ist für die Dauer des Aufenthalts ein Therapeut zugeteilt, der wiederum mit allen anderen Berufsgruppen bei regelmäßigen Teambesprechungen Rücksprache hält.

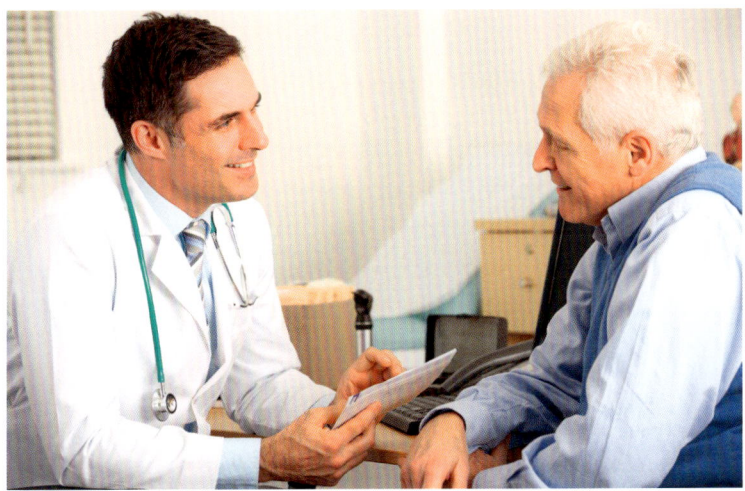

Am Anfang findet eine Besprechung mit dem Arzt statt

Ergänzend werden alle Patienten einer diätologischen Beratung zugewiesen und können bei Bedarf neben Vorträgen aus dem Bereich der Ernährungswissenschaften auch Einzelstunden in Anspruch nehmen. Ein Team von Psychologen steht dem Patienten ebenfalls in Form von Vorträgen und Schulungen, aber auch in Einzelstunden zur Seite. Wesentlich für Rheumapatienten ist auch das Angebot der Rauchstopp-Begleitung.

In einer Schlussbesprechung mit dem betreuenden Arzt wird festgestellt, ob das individuelle Ziel des Rehabilitationsaufenthalts erreicht wurde und welche Maßnahmen der Patient zu Hause weiterführen soll.

Die Therapien im Überblick

→ Physiotherapie

Physiotherapie dient der Verbesserung der Gelenkbeweglichkeit, der Muskelkraft und der Bewegungsabläufe sowie der Schmerzreduktion.

Mit Schmerzen hat man zwar wenig Motivation, sich zu bewegen, doch das ist bei Rheuma genau der falsche Weg! Durch übermäßige Schonung verliert der Patient nämlich rasch an Muskelkraft. Dabei wäre es wichtig, die Strukturen rund um das erkrankte Gelenk zu stabilisieren, um dieses zu entlasten. Zudem ist erwiesen, dass regelmäßige Bewegung schmerzlindernd wirkt. Von den aktivierten Muskelzellen werden entzündungshemmende Botenstoffe (Interleukine) produziert, die Entzündungsmediatoren bremsen und wie ein schmerzstillendes Medikament wirken. Auf diese Weise beeinflusst Bewegung auch die Krankheitsaktivität. Dies gilt sowohl für Kraft- als auch für Ausdauertraining. Wie stark die schmerzlindernde und entzündungshemmende Wirkung ist, hängt von der Dauer, der Intensität und der Art des Trainings ab.

Zusätzlich verbessert sich durch Bewegung die Knochendichte, das Risiko für eine Herz-Kreislauf-Erkrankung als Begleiterscheinung wird verringert und die psychische Verfassung positiv beeinflusst. Auch die Fresszellen, die das Gelenk zerstören, werden durch Ausdauer- und Krafttraining gebremst.

Während einer aktiven Entzündung, eines Schubs, sollten stärkere Belastungen jedoch vermieden werden!

Physiotherapeuten zeigen dem Patienten, welche Übungen für ihn geeignet und wie diese durchzuführen sind. Trainiert wird während der Rehabilitation unter physiotherapeutischer Anleitung, in der Folge sollte der Patient das Training zu Hause allein weiterführen.

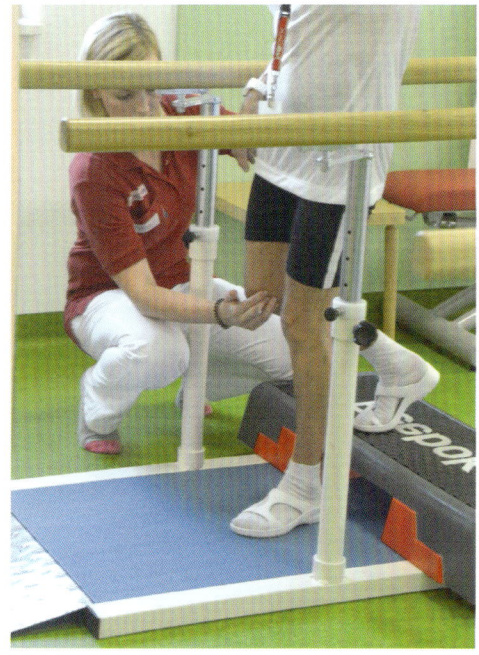

Physiotherapeuten zeigen dem Patienten, welche Übungen er trainieren soll

→ Ergotherapie

Ziel der Ergotherapie ist es, dem Patienten trotz seiner Krankheit weitgehende Selbstständigkeit im Alltag zu ermöglichen. Die Ergotherapie konzentriert sich in Einzel- und Gruppenstunden auf folgende Maßnahmen:

→ Einüben von **gelenkschonenden Verhaltensweisen:** Gelenkschutzmaßnahmen entlasten das Gelenk und können so beispielsweise das Fortschreiten der Arthrose aufhalten.

→ **Anpassung der häuslichen und beruflichen Umgebung** nach den Prinzipien des Gelenkschutzes und der Ergonomie, z.B. Einstellen der Sitzhöhe, der Arbeitsplatzhöhe, Verwendung ergonomischer Arbeitsgeräte, Umbauten in der Wohnung (barrierefreie Dusche, Handgriffe etc.)

→ **Therapeutische Übungen:** Knetübungen, das Arbeiten mit Ton, funktionelle Spiele etc. verbessern Beweglichkeit, Muskelkraft und Geschicklichkeit.

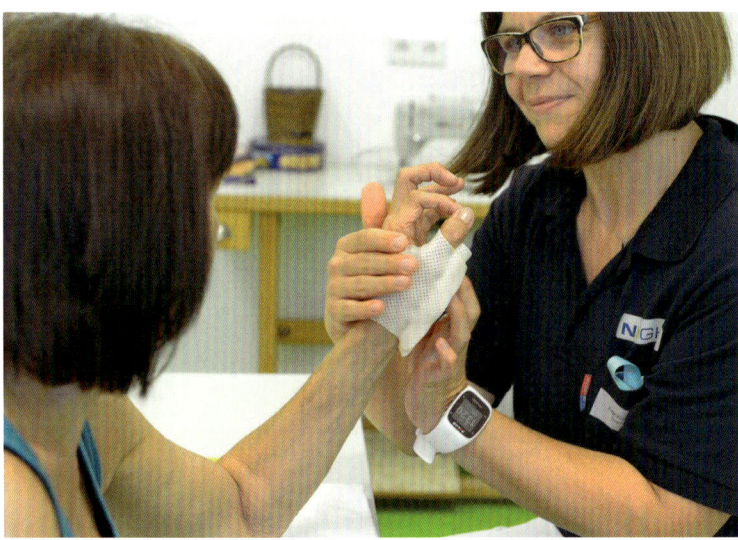

Hilfsmittel entlasten die Gelenke

→ **Hilfsmittel, Heilbehelfe, Schienen:** Zur Stützung und Schonung entzündeter oder instabiler Gelenke stehen z.B. Orthesen, Einlagen, spezielle Schuhe, Mieder und andere Hilfsmittel zur Verfügung. Diese sollen Fehlbewegungen und Fehlstellungen vermeiden. Auch unterstützen sie den Patienten darin, manche Funktionen trotz der körperlichen Einschränkung ausführen zu können.
Beispiele für Hilfsmittel: Finger- und Handhalterungsschalen, Knopflochschienen, spezielle Messer und Flaschenöffner, ergonomische Computertastaturen, Computermaus, die das Handgelenk nicht belastet, Stöcke, Gehstützen. Bei Arthrose und Diagnosen wie Karpaltunnelsyndrom werden manchmal auch Schienen angepasst, welche die betroffenen Gelenke und Sehnen in ihrer Funktion entlasten.

→ Physikalische Maßnahmen

→ **Wärme- und Kältetherapie:** Sowohl Wärme- als auch Kälteanwendungen können Schmerzen lindern. Kälte in Form von kalten Wickeln, Eisbeuteln oder kalter Luft wird bei akuten Entzündungen eingesetzt. Damit soll die Durchblutung verringert werden, um Entzündungsschmerzen zu reduzieren. Wärme dient der Durchblutungssteigerung und Muskelentspannung. Durch warme Packungen mit Munari oder Moor können Muskelschmerzen gelindert werden. Bei Fingerpolyarthrosen beispielsweise werden warme Paraffinbäder als sehr wohltuend empfunden.

→ **Elektrotherapie:** Diese dient vor allem der Schmerzlinderung und der Muskelkräftigung durch ihre durchblutungsfördernde und muskelentspannende Wirkung. Je nach Anwendungsgebiet kommen unterschiedliche Stromformen zum Einsatz: hochfrequenter, mittelfrequenter oder niederfrequenter Strom, Galvanisation, Iontophorese, Reizstrom (TENS).

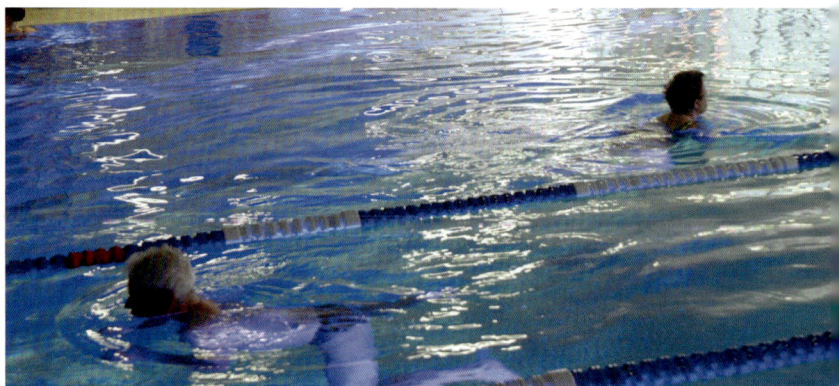

Bewegung im Wasser schont die Gelenke

→ Bäder und Heilstollen

Seit Jahrhunderten wird bei Patienten mit (v.a. degenerativen) Gelenkerkrankungen sowie Hauterkrankungen die Therapie mit Schwefelwässern angewendet. Zur Anwendung kommen u.a. Bäder, die oft lang anhaltend schmerzstillend wirken. Neben der klassischen Indikation der Arthrosen profitieren auch Patienten mit lokalen Schmerzsyndromen und Erkrankungen der Sehnen und Schleimbeutel von dieser Therapie. Aufgrund der entzündungshemmenden Wirkung, im Speziellen auch an der Haut, eignen sich Schwefelbäder besonders gut zur Behandlung der Psoriasis-Arthritis.

Der Aufenthalt in **Heilstollen** ist als nicht-medikamentöse Therapie bei unterschiedlichen Erkrankungen sinnvoll. Zur Behandlung verschiedener rheumatischer Erkrankungen haben sich Heilstollen mit dem Edelgas **Radon** bewährt. Das eingeatmete Radon löst im Körper Vorgänge aus, die Entzündungen und Schmerzen mindern. Die Strahlenbelastung ist sehr kurz und niedrig dosiert und daher völlig unbedenklich.

Radon-Heilstollen haben sich vor allem bei Morbus Bechterew bewährt. Aber auch für Patienten mit degenerativem Rheuma, rheumatoider Arthritis mit geringer Aktivität und Weichteilrheuma ist diese Behandlungsform geeignet.

→ Hydrotherapie

Darunter versteht man eine Unterwassertherapie, bei der gelenkschonende Übungen im Wasser durchgeführt werden. Das Training fördert die Beweglichkeit, ohne die Gelenke zu belasten. Denn durch den Auftrieb im Wasser wird das Körpergewicht reduziert, die Muskelspannung lässt nach. Gleichzeitig bietet das Wasser einen Widerstand bei bestimmten Kräftigungsübungen. Üblicherweise werden die Übungen in warmem Wasser praktiziert, allerdings nur dann, wenn keine Entzündungsaktivität vorliegt.

→ Ernährungsberatung

Aus unterschiedlichen Gründen sind entsprechende Vorträge oder individuelle Beratungen zum Thema Ernährung für viele Patienten sehr wichtig. So wirkt sich bei entzündlichen Gelenkerkrankungen mediterrane Kost positiv aus, bei Osteoporose ist eine kalziumreiche Ernährung angezeigt. Gichtpatienten sollten bestimmte Nahrungsmittel meiden und Übergewichtige profitieren von einer Ernährung, die zur Normalisierung des Körpergewichts beiträgt. Denn wer zu viele Kilos auf die Waage bringt, hat einen schlechteren Krankheitsverlauf als schlanke Menschen.

→ Psychologische Betreuung

Einzel- oder Gruppentherapien zur Angst- oder Schmerzbewältigung, aber auch Entspannungstrainings (z.B. autogenes Training oder progressive Muskelentspannung) sowie Methoden wie Biofeedback sind begleitend ein wesentlicher Ansatz zur Krankheitsbewältigung.

Ihre Fragen – unsere Antworten

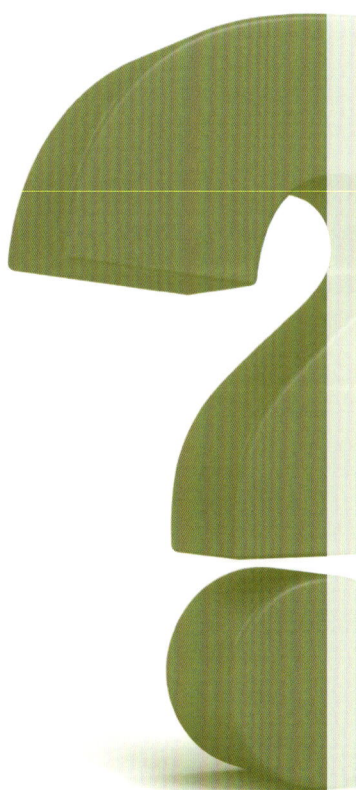

→ *Wie sinnvoll ist für Rheumatiker die Behandlung in einer Rehabilitationsklinik?*

Sehr sinnvoll. Denn mit einem Bündel an Maßnahmen können in relativ kurzer Zeit Schmerzen gelindert sowie die Beweglichkeit und die Funktionsfähigkeit der Gelenke verbessert werden. Patienten werden von einem multidisziplinären Team mit Techniken und Übungen vertraut gemacht, die sie dann zu Hause weiter durchführen sollten.

→ *Sollte man sich mit Rheuma nicht besser schonen, anstatt Bewegung zu machen?*

Nein. Übermäßige Schonung ist für die Gelenke genauso schädlich wie die Erkrankung selbst. Man weiß heute, dass durch regelmäßige Muskelaktivität Stoffe produziert werden, die Entzündungen hemmen und Schmerzen lindern. Zudem ist es wichtig, die Strukturen rund um erkrankte Gelenke zu stabilisieren und so das Gelenk zu entlasten.

Das Bewegungsprogramm wird in der Rehabilitation auf jeden Patienten individuell abgestimmt, sodass es keinesfalls zu einer Überlastung kommt. Während eines Krankheitsschubs ist allerdings Schonung angesagt.

→ *Welche Rolle spielt die Ernährung bei Rheuma?*
Grundsätzlich hat sich mediterrane Kost als günstig bei entzündlichen Erkrankungen erwiesen. Patienten mit Gicht müssen besonders auf ihre Ernährung achten, Osteoporosepatienten brauchen viel Kalzium. Übergewichtige Menschen haben einen schlechteren Krankheitsverlauf und werden daher bei der Gewichtsabnahme unterstützt.

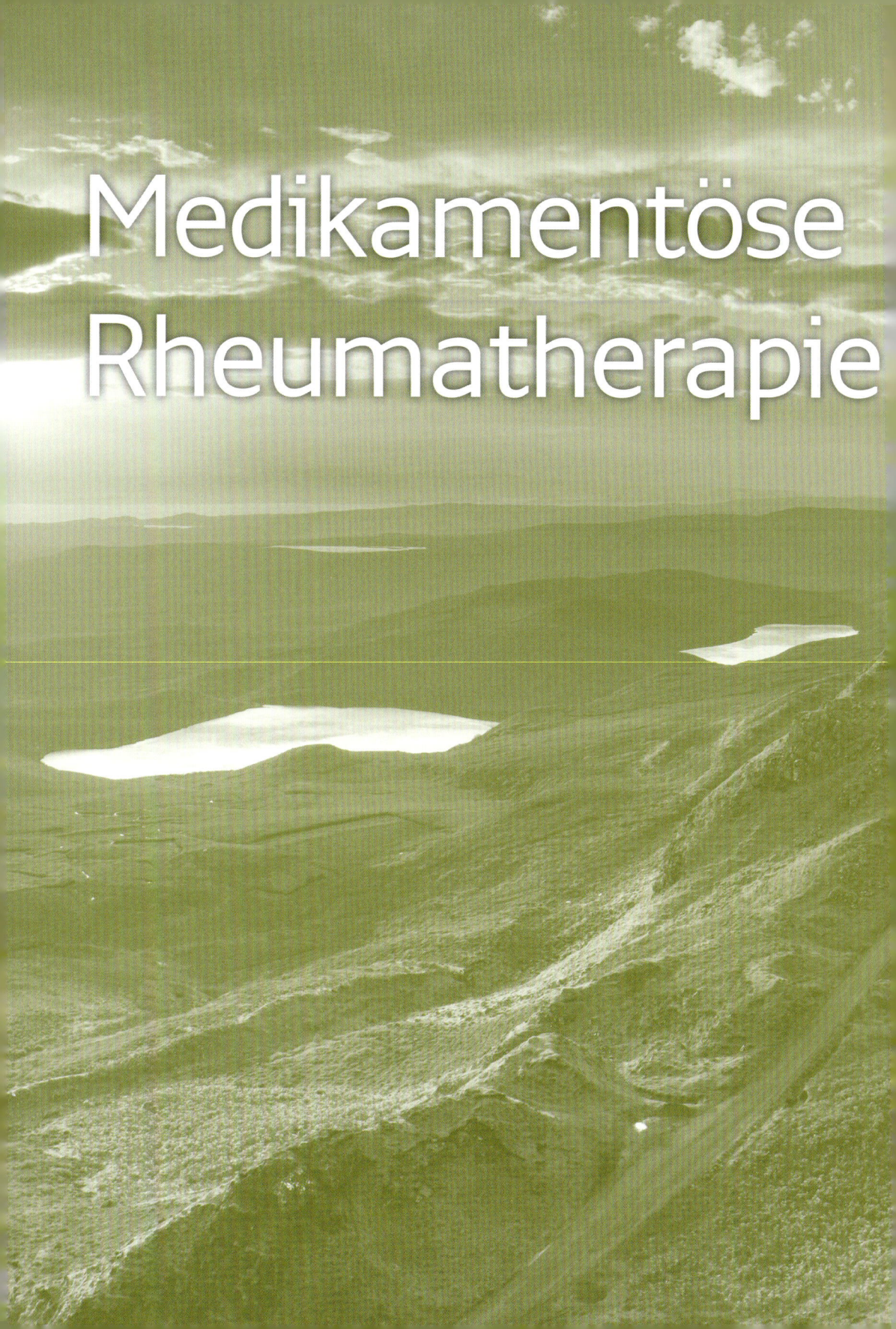

Medikamentöse Rheumatherapie

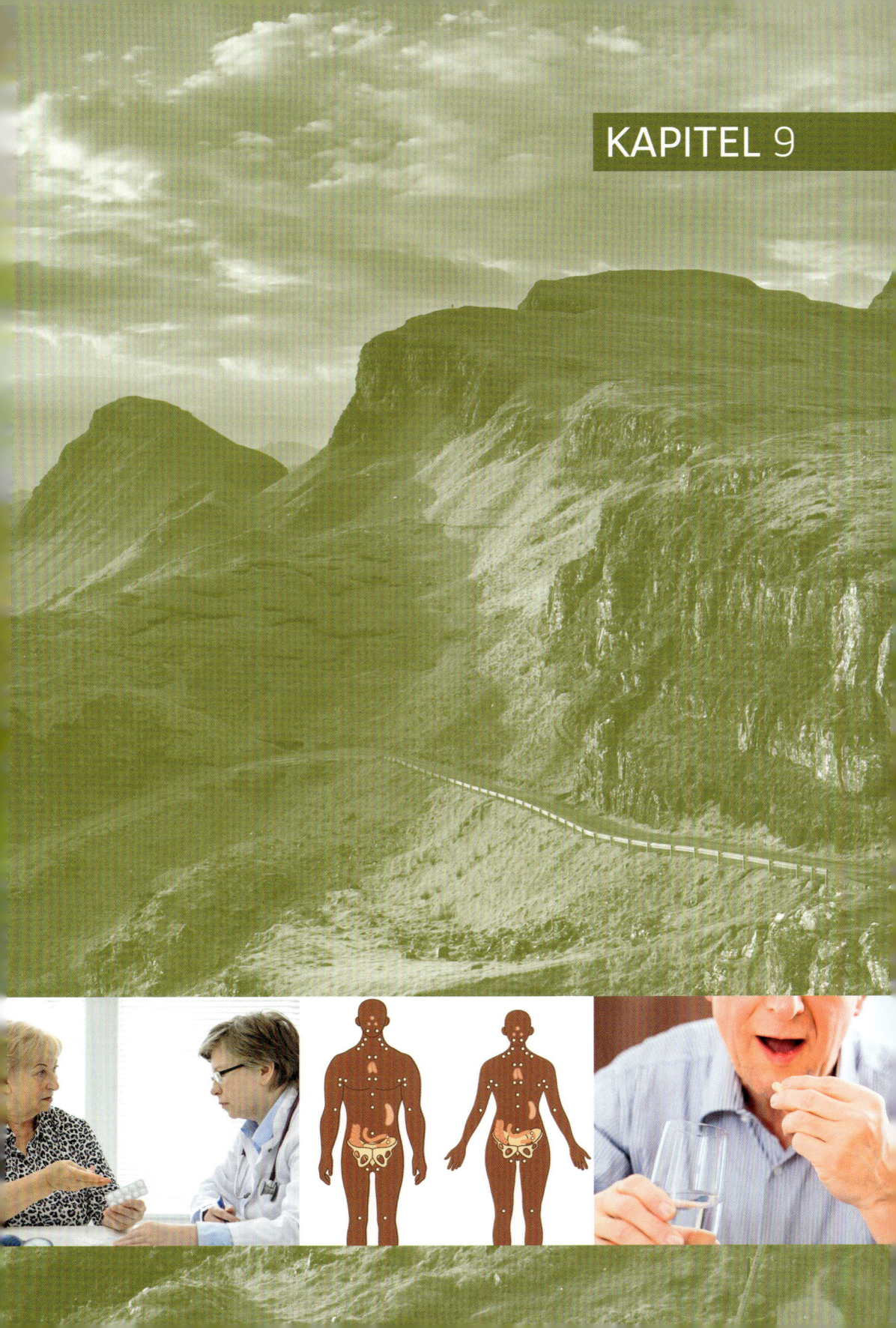

KAPITEL 9

Eine Auswahl moderner Arzneimittel gegen Schmerzen und Gelenkzerstörung

Während Rheumakranke sich in grauer Vorzeit ausschließlich mit Naturheilmitteln Linderung zu verschaffen suchten und ansonsten ihre Krankheit als unabwendbares Schicksal hinnehmen mussten, stehen heute äußerst wirksame moderne Medikamente zur Verfügung. Diese bekämpfen nicht nur die Schmerzen, sondern viele greifen in das Krankheitsgeschehen selbst ein und können die Gelenkzerstörung zum Stillstand bringen bzw. ein Fortschreiten deutlich verzögern.

Welche Medikamente bei welchen Rheumaformen zur Anwendung kommen, konnten Sie bereits in den vergangenen Kapiteln lesen. An dieser Stelle finden Sie noch einmal zusammengefasst einen Überblick über Medikamente, deren Indikation und Wirkung.

Wir stellen die bei Drucklegung des Buches in Österreich verfügbaren Medikamentengruppen und Medikamente vor – unabhängig davon, ob und unter welchen Bedingungen die Kosten für das jeweilige Medikament von den Sozialversicherungsträgern erstattet werden.

Nicht-steroidale Antirheumatika (NSAR)

Dabei handelt es sich um kortisonfreie Mittel mit entzündungshemmender, schmerzstillender und fiebersenkender Wirkung. Zusätzlich verhindern sie das Verklumpen von Blutplättchen (Thrombozytenaggregation) und hemmen die Blutgerinnung (Thrombozytenadhäsion). Eine spezielle Form, die Coxibe, hemmt auch das Enzym Cox-2.

Therapieziel bei rheumatischen Erkrankungen ist die Beseitigung bzw. Linderung der Symptome Schmerz, Rötung, Überwärmung und Schwellung. Lange Zeit waren sie bei rheumatischen Erkrankungen ein unverzichtbarer Bestandteil der Therapie zur Schmerzlinderung und Entzündungshemmung. Bei einigen Rheumaformen sind sie dies nach wie vor.

Bei der rheumatoiden Arthritis hingegen ist eine langfristige Einnahme (mit den entsprechenden Nebenwirkungen) meist nicht notwendig, weil es mittlerweile Medikamente gibt, die zielgerichtet das Krankheitsgeschehen bremsen und so auch die Schmerzen lindern.

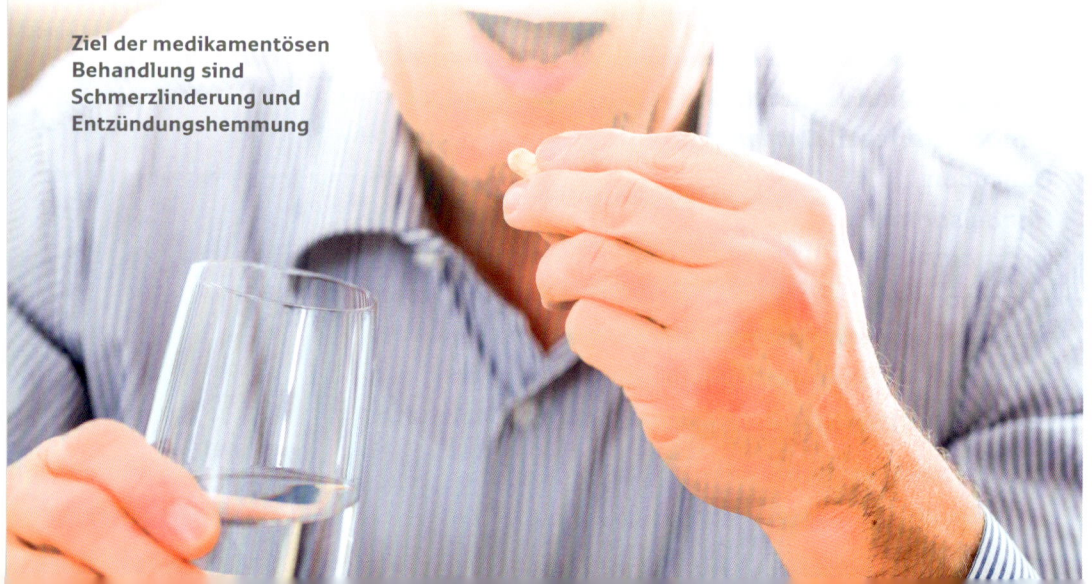

Ziel der medikamentösen Behandlung sind Schmerzlinderung und Entzündungshemmung

Wirkung: NSAR hemmen die Bildung von entzündungsfördernden Prostaglandinen und vermindern u.a. die Freisetzung von Entzündungsstoffen.

Anwendungsgebiete: z.B. rheumatoide Arthritis (kurzfristig in Begleitung zur Basistherapie bzw. bei Entzündungsschüben), reaktive Gelenkentzündungen, Arthrose (wenn eine Entzündungskomponente vorliegt), akute Gicht, Morbus Bechterew.

Mögliche Nebenwirkungen: Sie können zu Problemen im Magen-Darm-Trakt, u.a. zu Blutungen, führen. Die zusätzliche Einnahme eines Magenschutzpräparats ist daher häufig empfehlenswert. Ihr Arzt wird Sie diesbezüglich beraten. NSAR können sich auch schädigend auf Leber und Nieren auswirken. Darüber hinaus können sie Herz-Kreislauf-Erkrankungen begünstigen.

Kontraindikationen: akute Gastritis, Magengeschwür, schwere Herzinsuffizienz, Niereninsuffizienz, mittelschwere oder schwere Leberfunktionsstörungen, Allergie gegen das Präparat, manche Asthmaformen („Aspirin"-Asthma).

Wirkstoffgruppen und Handelsnamen in Österreich: Acetylsalicylsäure (z.B. Aspirin®), Diclofenac (z.B. Voltaren®, Deflamat®), Indometacin (z.B. Indocid®, Indobene®), Acemetacin (z.B. Rheutrop®), Mefenaminsäure (z.B. Mefenabene®, Parkemed®), Ibuprofen (z.B. Ibuprofen®), Ketoprofen (z.B. Profenid®), Dexibuprofen (z.B. Seractil®), Naproxen (z.B. Naprobene®, Naproxen®), Piroxicam (z.B.Felden®), Meloxicam (z.B. Movalis®), Lornoxicam (z.B. Xefo®), Celecoxib (z.B. Celebrex®, Celecoxib ratiopharm®), Etoricoxib (z.B. Arcoxia®)

Glukokortikoide (Kortison)

Diese Steroidhormone, deren bekanntester Vertreter das Kortison ist, gehören zu den am stärksten und verlässlichsten entzündungshemmenden sowie immunsuppressiv wirkenden Medikamenten. Daher sind sie Bestandteil der Standardtherapie aller autoimmunologisch bedingten entzündlichen rheumatischen Erkrankungen.

Wirkung: Sie verhindern die Bildung von Enzymen, die normalerweise eine Entzündungsreaktion verstärken würden. Somit hemmen Glukokortikoide die Entzündung und unterdrücken die (bei Autoimmunerkrankungen überschießende) Körperabwehr.

Anwendungsgebiete: in erster Linie rheumatoide Arthritis (als Überbrückung am Anfang einer Basistherapie zusätzlich zu dieser sowie kurzfristig bei akuten Krankheitsschüben), Psoriasis-Arthritis, Polymyalgia rheumatica, Kollagenosen, reaktive Gelenkentzündungen (in schweren Fällen für kurze Zeit)

Mögliche Nebenwirkungen: So phänomenal ihre Wirkung ist, so breit kann auch das Spektrum der unerwünschten Wirkungen sein. Daher trachtet man danach, Kortison stets nur so kurz wie möglich und so hoch dosiert wie nötig zu geben. Typische Nebenwirkungen bei längerfristiger Einnahme können sein:

→ Cushing-Syndrom mit Vollmondgesicht, Stiernacken, Gesichtsrötung und brüchigen Hautgefäßen
→ Bluthochdruck
→ Blutzuckererhöhung
→ Erhöhung der Blutfettwerte
→ Infektanfälligkeit
→ Gewichtszunahme
→ Wassereinlagerung im Gewebe
→ Osteoporose

Wirkstoffgruppen und Handelsnamen in Österreich:
Prednisolon (z.B. Aprednisolon®), Methylprednisolon (z.B. Urbason®), Triamcinolon (z.B. Volon®), Dexamethason (z.B. Dexamethason Nycomed®), Betamethason (z.B. Celestan®)

DMARDs (Disease Modifying Antirheumatic Drugs)

Diese Medikamente können entzündliche Gelenkerkrankungen grundsätzlich beeinflussen, die Gelenkzerstörung bremsen und lindern in der Folge daher auch die Symptome. Es stehen mehrere Medikamente aus der Gruppe der DMARDs zur Verfügung. Der wichtigste Vertreter ist Methotrexat, heute der Goldstandard zur Behandlung entzündlicher Gelenkerkrankungen.

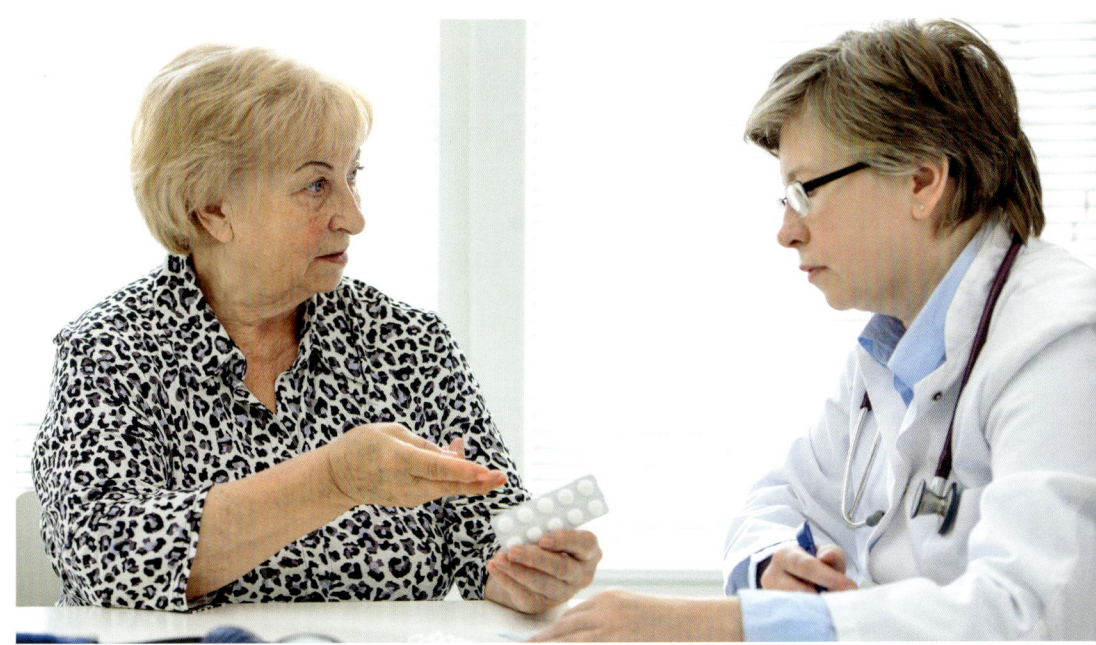

Im Arztgespräch wird auch über Nebenwirkungen informiert

→ Methotrexat

Wirkung: beeinflusst die Produktion von Stoffen, die eine wichtige Rolle bei Entzündungsprozessen und immunologischen Reaktionen spielen. Es reduziert deutlich die im Röntgen nachweisbare Progression der Gelenkveränderungen. Methotrexat sollte die Ersttherapie bei jedem Patienten mit rheumatoider Arthritis sein.

Anwendungsgebiete: rheumatoide Arthritis, Psoriasis-Arthritis, Kollagenosen (in leichteren Fällen), Polymyalgie (bei Bedarf als Zusatzbehandlung zu Kortison)

Mögliche Nebenwirkungen: z.B. Blutbildveränderungen, Erhöhung der Leberwerte, Übelkeit, Erbrechen, Schleimhautentzündungen, entzündliche Veränderungen der Lunge, Knoten an Fingern, Achillessehnen oder Unterarmen

Handelsnamen in Österreich: z.B. Ebetrexat®, Methotrexat Lederle®

→ Antimalariamittel (Chloroquindiphosphat, Hydroxychloroquinsulfat)

Wirkung: Sie hemmen die Freisetzung von Interleukin-1 und könnten damit immunsuppressiv wirken. Zusätzlich wird eine Reduktion von Entzündungsmediatoren diskutiert.

Anwendungsgebiete: bei geringer Krankheitsaktivität und zur Rückfallprophylaxe von Kollagenosen

Mögliche Nebenwirkungen: Augenveränderungen wie reversible Hornhauttrübung, Kopfschmerz, Schwindel

Handelsnamen in Österreich: z.B. Resochin®

Goldstandard Methotrexat

→ Sulfasalazin

Wirkung: Die multifaktorielle Wirkungsweise ist noch nicht umfassend geklärt. Man weiß jedoch, dass es die Freisetzung entzündungsfördernder Stoffe hemmt und das Immunsystem beeinflussen kann.

Anwendungsgebiete: rheumatoide Arthritis (bei geringer Krankheitsaktivität sowie bei Patienten mit Kontraindikationen gegen Methotrexat), Morbus Bechterew mit peripherer Gelenksbeteiligung und verwandte Erkrankungen, reaktive Gelenkentzündungen

Mögliche Nebenwirkungen: z.B. Durchfall, Bauchschmerzen, Übelkeit, Schwindel, Benommenheit, Depression, Kopfschmerzen, Blutbildveränderungen

Handelsnamen in Österreich: z.B. Salazopyrin®

→ Leflunomid

Wirkung: hemmt die Vermehrung von T-Lymphozyten, die bei Autoimmunprozessen eine wichtige Rolle spielen. Darüber hinaus beeinflusst Leflunomid auch Entzündungsfaktoren.

Anwendungsgebiete: wie Methotrexat; falls eine Kontraindikation gegen Methotrexat besteht oder damit kein ausreichender Erfolg erzielt werden kann

Mögliche Nebenwirkungen: z.B. Durchfall, Übelkeit, Bauchschmerzen, Erhöhung der Leberwerte

Handelsnamen in Österreich: z.B. Arava®

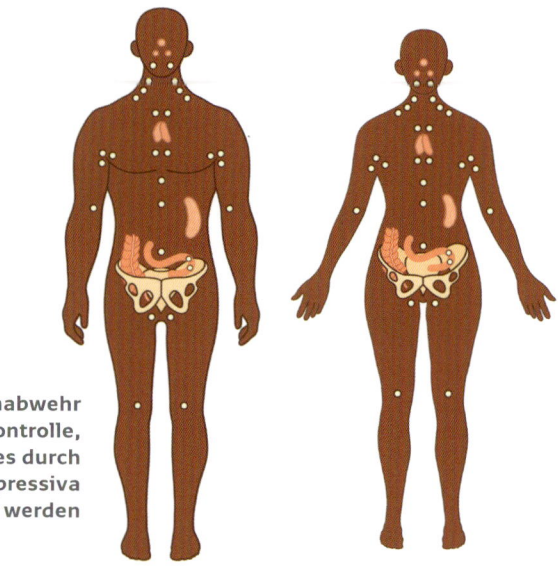

Immunsystem

Gerät die Immunabwehr
außer Kontrolle,
kann dies durch
Immunsuppressiva
unterdrückt werden

Immunsuppressiva

Von den zahlreichen in der Krebstherapie eingesetzten Substanzen sind aus rheumatologischer Sicht vor allem Cyclosporin A, Azathioprin, Cyclophosphamid, Mycophenolat und Belimumab von Bedeutung.

Wirkung: Sie hemmen die Stimulation von T-Zellen und B-Lymphozyten. Diese spielen eine Rolle, wenn sich die Abwehr gegen körpereigenes Gewebe richtet, wie dies bei rheumatischen Erkrankungen oft der Fall ist. Damit unterdrücken sie das außer Kontrolle geratene Immunsystem.

Anwendungsgebiete: Kollagenosen, Vaskulitiden

Mögliche Nebenwirkungen: z.B. Magen-Darm-Probleme, Infektanfälligkeit, reversible Störung der Blutbildung im Knochenmark, reversibler Haarausfall

Handelsnamen in Österreich: z.B. Sandimmun Neoral®, Imurek®, Endoxan®, Mycophenolat-Mofetil®, Benlysta®

Biologika

Dabei handelt es sich um biotechnologisch hergestellte Antikörper (Abwehrstoffe), die gezielt in das Krankheitsgeschehen eingreifen und es zum Stillstand bringen können. Sie stellen einen Meilenstein in der Behandlung rheumatischer Erkrankungen dar.

Man unterscheidet zwischen TNF-Blockern und Non-TNF-Biologikatherapie.

→ TNF-Blocker (TNF-Antagonisten oder TNF-Inhibitoren)

Wirkung: Sie blockieren den entzündungsfördernden Botenstoff TNF-alpha (Tumor-Nekrose-Faktor alpha), der zu den Zytokinen gehört.

Anwendungsgebiete: rheumatoide Arthritis und Psoriasis-Arthritis (als zusätzliche Therapie bei nicht ausreichender Wirkung von DMARDs wie Methotrexat), Morbus Bechterew, Plaque-Psoriasis, chronisch-entzündliche Darmerkrankungen. Die Substanzen werden entweder als Infusion oder als Injektion unter die Haut (subkutan) verabreicht.

Mögliche Nebenwirkungen: unerwünschte Reaktionen wie z.B. Allergie oder Hautreaktion auf die Anwendungsform (Infusion oder Injektion), Reaktivierung einer „alten" Tuberkulose, Herzinsuffizienz, Infektionen

Kontraindikationen: Tuberkulose, Krebserkrankung in den vorangegangenen Jahren, Herzschwäche

Wirkstoffe, Handelsnamen in Österreich und jeweilige Indikation:

→ Infliximab (z.B. Remicade®) > rheumatoide Arthritis, Psoriasis-Arthritis, Morbus Bechterew, Plaque-Psoriasis, Morbus Crohn, Colitis ulcerosa

→ Etanercept (Enbrel®) > rheumatoide Arthritis, Psoriasis-Arthritis, Morbus Bechterew, juvenile idiopathische Arthritis, Plaque-Psoriasis

→ Adalimumab (Humira®) > rheumatoide Arthritis, Psoriasis-Arthritis, Morbus Bechterew, Plaque-Psoriasis, Morbus Crohn, Colitis ulcerosa

→ Golimumab (Simponi®) > rheumatoide Arthritis, Psoriasis-Arthritis, Morbus Bechterew, Colitis ulcerosa

→ Certolizumab (Cimzia®) > rheumatoide Arthritis, Psoriasis-Arthritis, Morbus Bechterew, schwere aktive axiale Spondyloarthritis

→ Nicht-TNF-Antagonisten

Hier stehen mehrere Medikamentengruppen zur Verfügung: z.B. Co-Stimulationsblocker, Interleukin-6-Antagonisten, Interleukin-1-Antagonisten und CD20-Antikörper.

Wirkung: Die Wirkung der Nicht-TNF-Antagonisten richtet sich, wie der Name schon sagt, nicht gegen den Entzündungsfaktor TNF-alpha, sondern gegen andere entzündungsfördernde Stoffe.

→ Co-Stimulationsblocker (Abatacept) bremsen die zusätzliche Aktivierung der T-Zellen und somit eine überschießende Immunreaktion, die sich gegen körpereigenes Gewebe richtet.

→ Interleukin-6-Antagonisten (Tocilizumab) hemmen den entzündungsfördernden Botenstoff Interleukin-6.

→ Interleukin-1-Antagonisten (Anakinra) blockieren den entzündungsfördernden Botenstoff Interleukin-1.

→ CD20-Antikörper (Rituximab) beeinflussen die Funktion der B-Lymphozyten, indem sie an CD20-Oberflächenmoleküle von B-Lymphozyten binden.

→ Antikörper gegen Interleukin-12/23 (Ustekinumab)

→ Antikörper gegen Interleukin-17 (Secukinumab)

Anwendungsgebiete: rheumatoide Arthritis, Vaskulitis, Psoriasis-Arthritis; Nicht-TNF-Antagonisten kommen hauptsächlich bei jenen Patienten zum Einsatz, bei denen TNF-Inhibitoren nicht zum gewünschten Erfolg geführt haben.

Mögliche Nebenwirkungen: z.B. Infektionshäufigkeit, Hautreaktionen an der Einstichstelle, Kopfschmerzen, Cholesterinerhöhung

Wirkstoffe, Handelsnamen in Österreich und jeweilige Indikation:

→ Abatacept (Orencia®) > rheumatoide Arthritis

→ Tocilizumab (RoActemra®) > rheumatoide Arthritis

→ Anakinra (Kineret®) > rheumatoide Arthritis

→ Rituximab (MabThera®) > rheumatoide Arthritis, Vaskulitis

→ Ustekinumab (Stelara®) > Psoriasis-Arthritis, Plaque-Psoriasis

→ Secukinumab (Cosentyx®) > Psoriasis-Arthritis, Plaque-Psoriasis, Morbus Bechterew

„Small Molecules" (Kleine Moleküle)

Ein moderner Wirkstoff, der in den Entzündungsmechanismus im Inneren der Zelle eingreift.

Wirkung: hemmt in der Zelle entzündungsfördernde Enzyme

Anwendungsgebiete: Psoriasis-Arthritis, Plaque-Psoriasis

Mögliche Nebenwirkungen: Störungen des Verdauungssystems, Infektionen der oberen Atemwege

Wirkstoff, Handelsname in Österreich: Apremilast (Otezla®)

Alltag

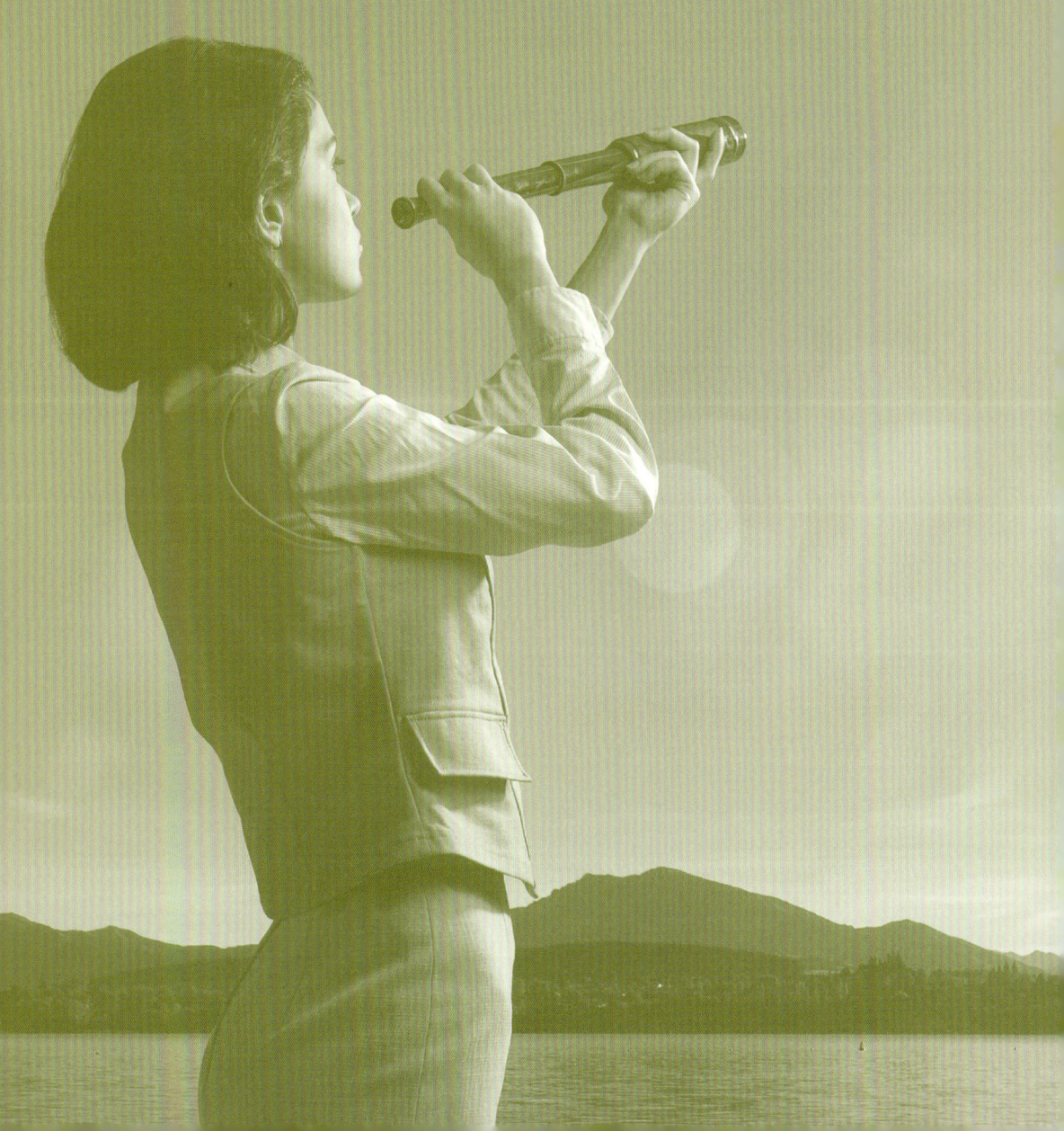

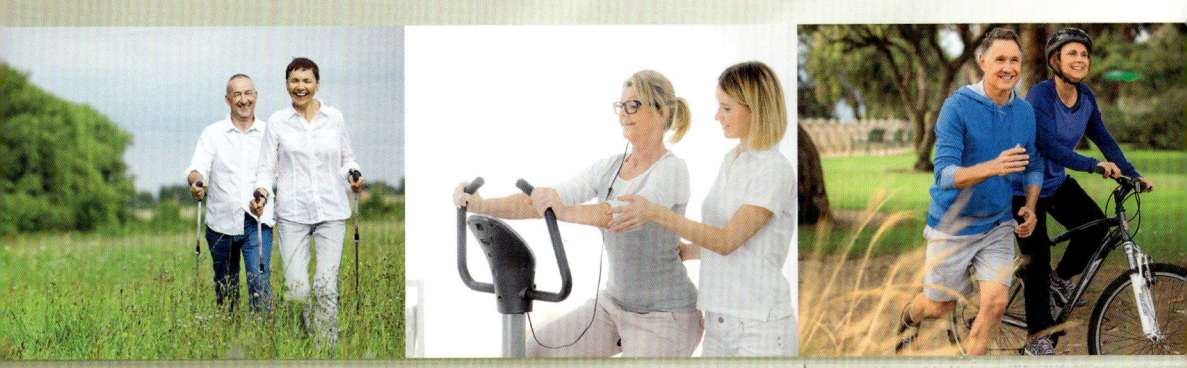

KAPITEL 10

Leben mit Rheuma

Rheuma bedeutet zweifellos einen Einschnitt im Leben. Schmerzen, Funktionseinschränkungen, das Gefühl, nicht Herr über den eigenen Körper zu sein – all das belastet körperlich und psychisch.

Obwohl der Alltag für Betroffene manchmal zu einer Herausforderung wird, ist es in den allermeisten Fällen doch möglich, diese zu meistern und eine gute Lebensqualität zu erhalten.

Dafür sorgen in erster Linie die modernen Therapiemöglichkeiten, die wir Ihnen in diesem Buch vorgestellt haben.

Aktiv trotz und gerade mit Rheuma

Doch auch Sie selbst können sehr viel beitragen:

→ Der frühzeitige Besuch beim Arzt und damit ein früher Behandlungsbeginn verhindern, dass die Krankheit fortschreitet und Ihre Gelenke zerstört.

→ Ihre Compliance, Ihre Therapietreue, ist dafür ein wesentlicher Faktor.

→ Wer aktiv ist, bleibt länger aktiv! Denn übermäßige Schonung ist bei dieser Krankheit der falsche Weg. Das gilt sowohl für körperliche Aktivität als auch für den Beruf.

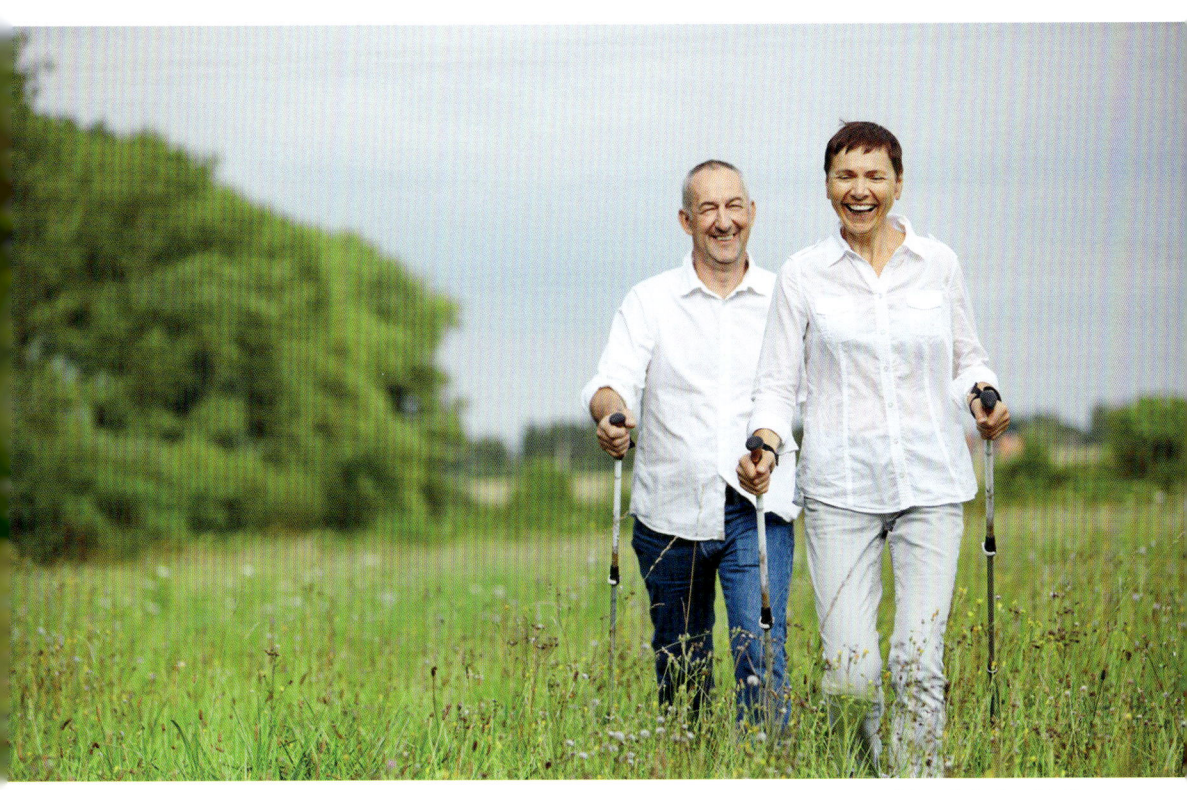

**Wer aktiv ist, bleibt
länger beweglich**

Rheuma bedeutet nicht ruhen!

„Darf ich trotz meines Rheumas Sport betreiben?", fragen sich viele Betroffene vielleicht. Die Antwort: Nicht *trotz,* sondern gerade *wegen* Ihrer Rheumaerkrankung sollten Sie sich so viel wie möglich bewegen! Körperliche Aktivität hat für Rheumapatienten gleich mehrere Vorteile: Schmerzen werden gelindert, die Beweglichkeit wird verbessert, die Muskeln rund um das erkrankte Gelenk werden gestärkt und dadurch wird das Gelenk entlastet, die Entzündung wird gebremst und das Risiko für so manche Folgeerkrankung (z.B. Herz-Kreislauf-Probleme) wird verringert.

Dazu kommt, dass Bewegung auch die Psyche positiv beeinflusst und die Lebensfreude wieder weckt.

Sport ...

... lindert Schmerzen.

... hemmt Entzündungsfaktoren.

... verbessert die Beweglichkeit.

... stärkt die Muskeln und entlastet die Gelenke.

... schützt vor Folgeerkrankungen.

... steigert die Lebensfreude.

Während der Rehabilitation (siehe *Seite 221)* lernen Sie, welches Training für Sie persönlich optimal ist. Nach der wochenlangen Begleitung durch einen Physiotherapeuten sollten Sie das für Sie erstellte Programm zu Hause weiter durchführen. Dazu zählen sowohl Krafttraining als auch Ausdauersport

Gewusst wie ...

Wie intensiv Sie das Training betreiben, hängt natürlich von Ihrer persönlichen Verfassung ab. Grundsätzlich sollte Ihr Sportprogramm folgendermaßen aufgebaut sein:

Krafttraining:
→ **Wie oft?**
2–3 Mal pro Woche. Immer 1–2 Tage Pause zwischen den Trainingseinheiten.

→ **Wie intensiv?**
Mit geringem bis moderatem Widerstand (etwa 40–70% des maximalen Gewichts). Ihr Physiotherapeut wird Sie dazu beraten. Gewicht nur langsam steigern.

→ **Für welche Muskeln?**

Das Training sollte so aufgebaut sein, dass die wichtigsten Muskelgruppen trainiert werden: Beine, Hüfte, Brust, Bauch, Rücken, Schultern, Arme.

→ **Wie viele Wiederholungen?**

Jede Übung sollte 8–15 Mal durchgeführt werden. Das ergibt einen Satz. Man beginnt mit einem Satz pro Übung und steigert langsam auf drei Sätze.

Ausdauertraining:

→ **Wie oft?**

3–5 Mal pro Woche

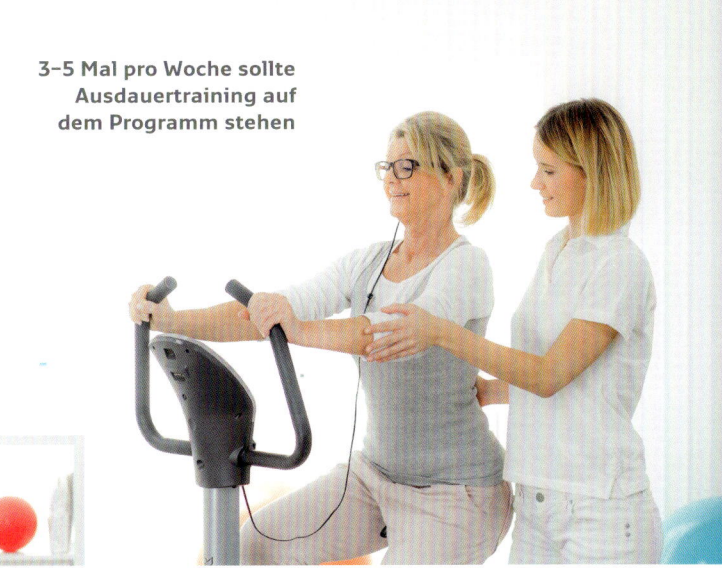

3–5 Mal pro Woche sollte Ausdauertraining auf dem Programm stehen

→ **Wie lange?**

Das hängt ebenfalls von Ihrer Fitness ab. Das Ziel sollten insgesamt 150 Minuten pro Woche sein, aufgeteilt auf 3–5 Trainingseinheiten. Untrainierte beginnen mit 10 Minuten pro Einheit und steigern langsam auf 40 Minuten.

→ **Wie intensiv?**

Je nach Fitness trainiert man mit 50–70% der maximalen Herzfrequenz. Mit Pulsmesser kontrollieren. Ihre individuelle maximale Herzfrequenz kann der Arzt oder Physiotherapeut für Sie errechnen.

Faustregel: Sie sollten sich während der Sportausübung noch locker unterhalten können.

Vorsicht! Während eines Krankheitsschubs darf nicht trainiert werden!

Welcher Sport ist der richtige?

Sport sollte immer Spaß machen! Wer sich zu einer Sportart zwingen muss, wird sich allzu bald wieder auf die bequeme Couch zurückziehen. Allerdings ist für Rheumatiker nicht jede Sportart geeignet. Bevor Sie beginnen bzw. wenn Sie Ihren bisherigen Lieblingssport weiter betreiben möchten, sollten Sie sich daher mit Ihrem Arzt beraten. Grundsätzlich gibt es jedoch Sportarten, die günstig für Rheumatiker sind, sowie neutrale Sportarten und solche, von denen Sie lieber die Finger lassen sollten.

Empfohlene Sportarten:
- ☺ Gehen
- ☺ Nordic Walking
- ☺ Radfahren
- ☺ Aquatraining
- ☺ Tai-Chi

Neutrale Sportarten:
- ☺ Skifahren
- ☺ Tennis
- ☺ Golf
- ☺ Reiten
- ☺ Volleyball
- ☺ Basketball

Bitte nicht!
- ☹ Fußball
- ☹ Kampfsportarten

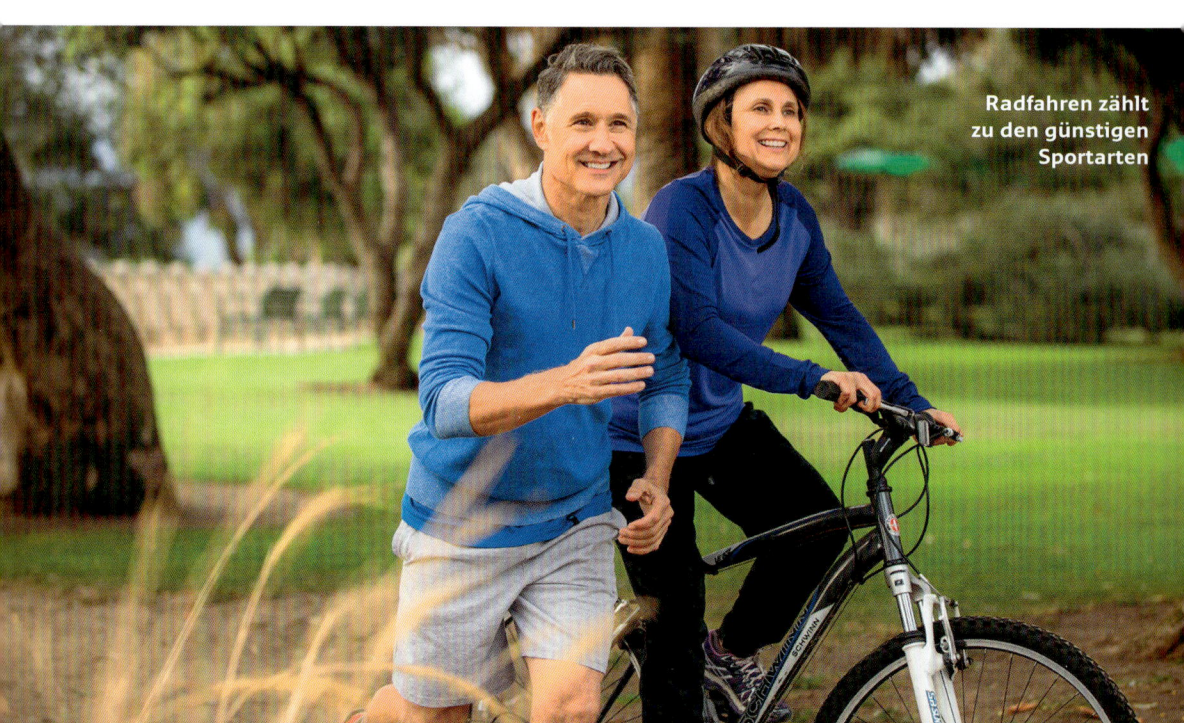

Radfahren zählt zu den günstigen Sportarten

Probleme mit dem Arbeitsalltag?

Rheuma und Beruf

Abgesehen von der Notwendigkeit, Geld zu verdienen, ist der Beruf für viele Menschen ein wichtiger Teil ihres Lebens. Er gibt Sinn, befriedigt das Leistungsbedürfnis, bringt immer wieder Erfolgserlebnisse und nicht zuletzt kann auch der Kontakt zu den Kollegen zur Freude an der Arbeit beitragen. Außerdem lenkt der Arbeitsalltag von der Krankheit ab.

Chef und Kollegen informieren

Wenn die Erkrankung Ihre Arbeit nicht allzu sehr beeinträchtigt und Sie Ihren Beruf weiter ausüben möchten, sollten Sie unbedingt das Gespräch mit Ihrem Vorgesetzten und den Kollegen suchen. Erklären Sie offen, bei welchen Tätigkeiten Sie eventuell Probleme haben könnten, und machen Sie am besten gleich selbst Vorschläge, mit welchen kleinen Umstrukturierungen man diese aus der Welt schaffen könnte: z.B. durch ergonomische Umgestaltung des Arbeitsplatzes mit ergotherapeutischer Hilfe, evtl. Anpassung der Pausen- bzw. Arbeitszeiten etc. Oft genügen schon kleine Veränderungen, damit Sie Ihre Leistungskraft erhalten können. Bei etwas Verständnis seitens des Arbeitgebers sollte für Sie weiterhin ein erfülltes Berufsleben möglich sein.

Neue Wege gehen

Wenn die weitere Ausübung Ihres Berufes nicht mehr möglich ist und Sie daher auf Ihren bisherigen Arbeitsplatz verzichten müssen, sollten Sie deswegen nicht mutlos werden. Überlegen Sie sich, welche Fähigkeiten Sie sonst noch haben, was Sie noch interessieren würde und welche Leistungen Sie trotz Ihrer rheumatischen Erkrankung erbringen können. Was spricht dagegen, neue Wege zu gehen?

Fragen Sie zuerst Ihren Vorgesetzten, ob es innerhalb Ihrer Firma eine Veränderungsmöglichkeit gibt. Falls Sie eine Umschulung ins Auge fassen oder den Sprung in die Selbstständigkeit wagen möchten, können Sie dafür eventuell Förder- und Unterstützungsmöglichkeiten in Anspruch nehmen.

Beratung und Hilfe bietet in dieser Situation *fit2work,* ein gemeinsames Projekt des Bundesministeriums für Arbeit, Soziales und Konsumentenschutz, des Arbeitsmarktservice, des Arbeitsinspektorats, des Sozialministeriumservice, der Pensionsversicherungsanstalt, der Allgemeinen Unfallversicherungsanstalt und der Krankenversicherungsträger.

fit2work bietet eine für jeden leicht zugängliche, individuelle und kostenlose Beratung über Unterstützungsmöglichkeiten für Personen, die ihren ursprünglichen Beruf nicht mehr oder nur noch eingeschränkt ausüben können. Die Beratung kann telefonisch, per E-Mail, schriftlich oder persönlich erfolgen.

Nähere Informationen: *www.fit2work.at*
Die aktuellen Telefon-Hotlines finden Sie unter dem Link auf *Seite 271.*

Falls durch Ihr Rheuma jedoch ein Behinderungsgrad von mindestens 50% vorliegt, besteht nach einer gewissen Dienstzeit ein erhöhter Kündigungsschutz. Nähere Auskünfte erteilt das Sozialministerium unter *www.sozialministeriumservice.at.*

Trotz Rheuma Auto fahren?

Selbst Auto zu fahren bedeutet für viele Menschen Unabhängigkeit und Mobilität. Dies aufzugeben ist meist eine schwierige Entscheidung. Das muss auch nicht sein, wenn die Funktionseinschränkung der Gelenke nicht so groß ist, dass die Sicherheit gefährdet wird.

Bei kleineren Bewegungseinschränkungen können spezielle Umbauten des Fahrzeugs hilfreich sein: z.B. zusätzliche Spiegel, Automatik, höherer Einstieg. Sind die Probleme allerdings zu groß, so liegt es im Interesse der eigenen Sicherheit und der anderer Verkehrsteilnehmer, den Führerschein zurückzugeben. Letztlich entscheidet darüber der Amtsarzt.

Parken mit Behindertenausweis

Wenn Sie zwar ein Auto lenken können, Ihnen aber aufgrund Ihrer Behinderung auch eine kurze Gehstrecke nicht zugemutet werden kann, können Sie einen Behinderten-Parkausweis nach § 29b StVO beantragen, mit dem Sie Ihr Auto auf gekennzeichneten Behindertenparkplätzen abstellen können. Voraussetzung ist ein Behindertenpass mit der Zusatzeintragung „Unzumutbarkeit der Benützung öffentlicher Verkehrsmittel". Die drei wesentlichen Kriterien für diese Zusatzeintragung sind:

→ Eine kurze Wegstrecke (z.B. der Weg zur nächsten Haltestelle) kann nicht selbstständig zurückgelegt werden.
→ Das Ein- und Aussteigen bei einem üblichen Niveauunterschied ist ohne fremde Hilfe nicht möglich.
→ Ein sicherer Transport im öffentlichen Verkehrsmittel ist unter den üblichen Transportbedingungen nicht möglich.

Es ist dabei nicht erforderlich, dass man selbst in der Lage ist, ein Kraftfahrzeug zu lenken.

Nähere Informationen und entsprechende Anträge erhalten Sie beim Sozialministeriumservice *(www.sozialministeriumservice.at).*

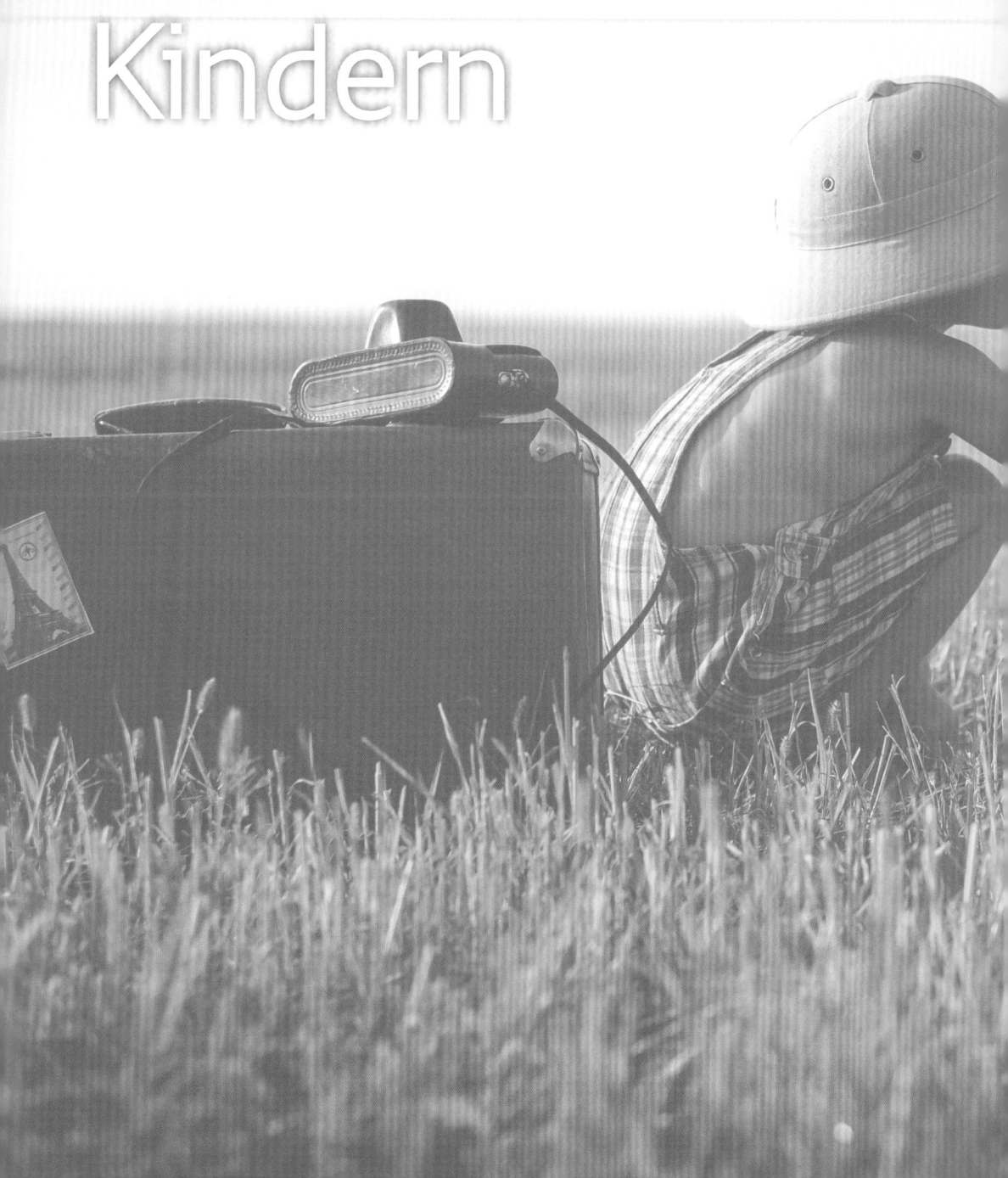

Rheuma bei Kindern

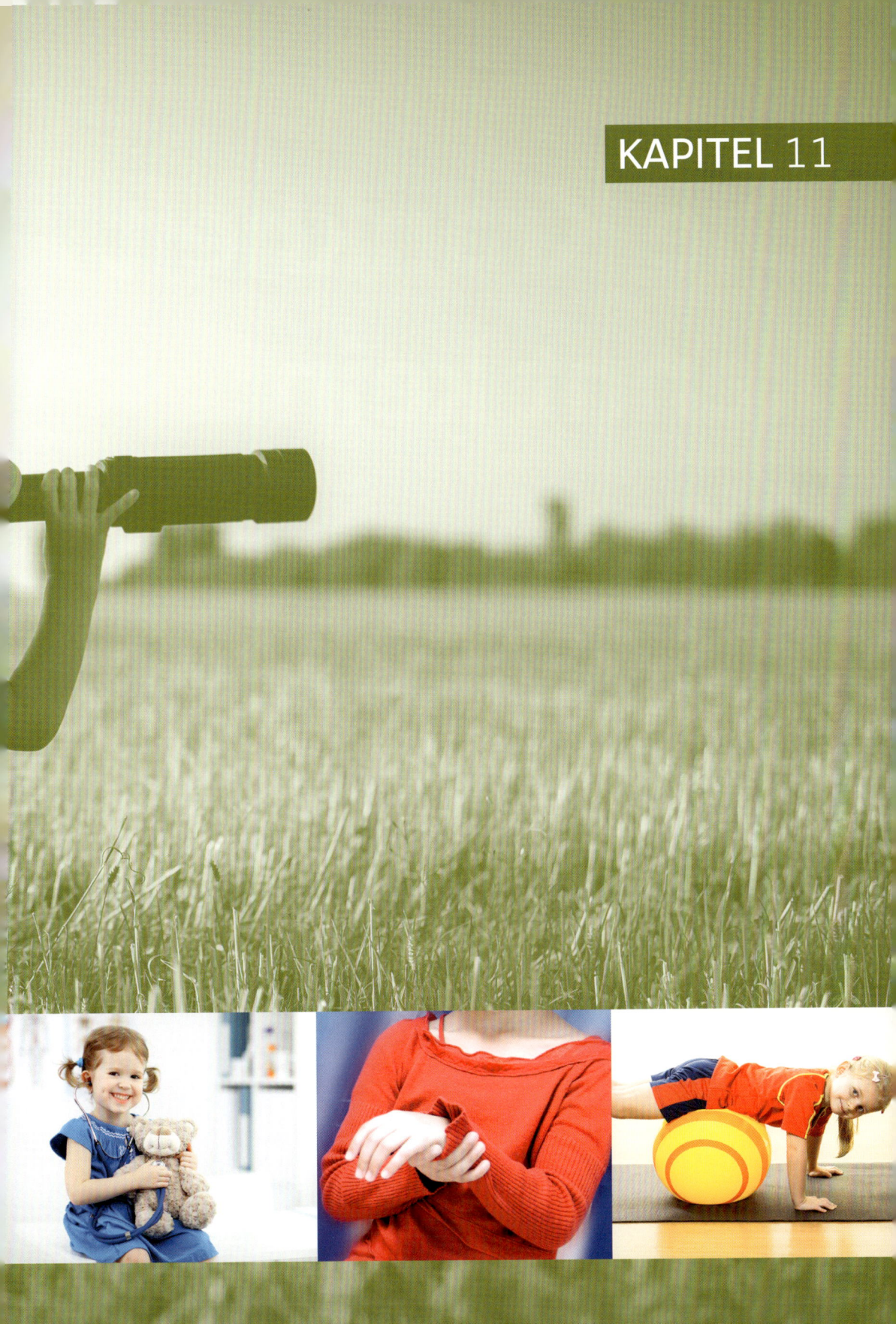

KAPITEL 11

Die Krankheit kennt kein Alter

Ich war eine Außenseiterin

Meine Schulzeit war alles andere als schön. Ich war immer eine Außenseiterin in der Klasse und am schlimmsten war der Turnunterricht. Die Turnlehrerin ließ mich sogar einmal von allen auslachen, weil ich nicht die Kraft hatte, mich mit den Händen an den Ringen zu halten. Der Grund für all das: Ich hatte schon als Kind Rheuma. Juvenile Arthritis. Immer wieder Schübe mit starken Schmerzen in den Fingern, keine Kraft, Probleme beim Schreiben ...

Anfangs, als man noch nicht wusste, warum ich so ungeschickt war, haben alle über mich gelacht. Dann stand die Diagnose fest und meine Eltern redeten mit den Lehrern und den Eltern der anderen Schüler. Von da an lachte zwar niemand mehr, aber ich war ihnen unheimlich, ich war anders als sie.

Als ich dann erwachsen war, war schon ein Teil meiner Gelenke zerstört und heute habe ich total verformte Finger und Hände. Dank meiner Ergotherapeutin habe ich aber gelernt, trotzdem viele Sachen im Alltag selbst zu machen. Da gibt es Tricks und einige Hilfsmittel.

Außerdem ist die Krankheit durch die modernen Medikamente zum Stillstand gekommen. Kinder, die heute an Rheuma erkranken, haben es glücklicherweise besser. Es gibt bessere Therapien und Medikamente als in meiner Kindheit, Medikamente, die eine Gelenkzerstörung verhindern können.

Alles in allem bin ich inzwischen mit meinem Leben trotzdem sehr zufrieden. Ich habe keine Schmerzen und keine Schübe mehr, ich habe eine gute Lebensqualität, verständnisvolle Freunde, einen lieben Mann – und die Probleme in meiner Kindheit haben mich zu einem mutigen, starken und dankbaren Menschen gemacht.

Ingeborg, 62

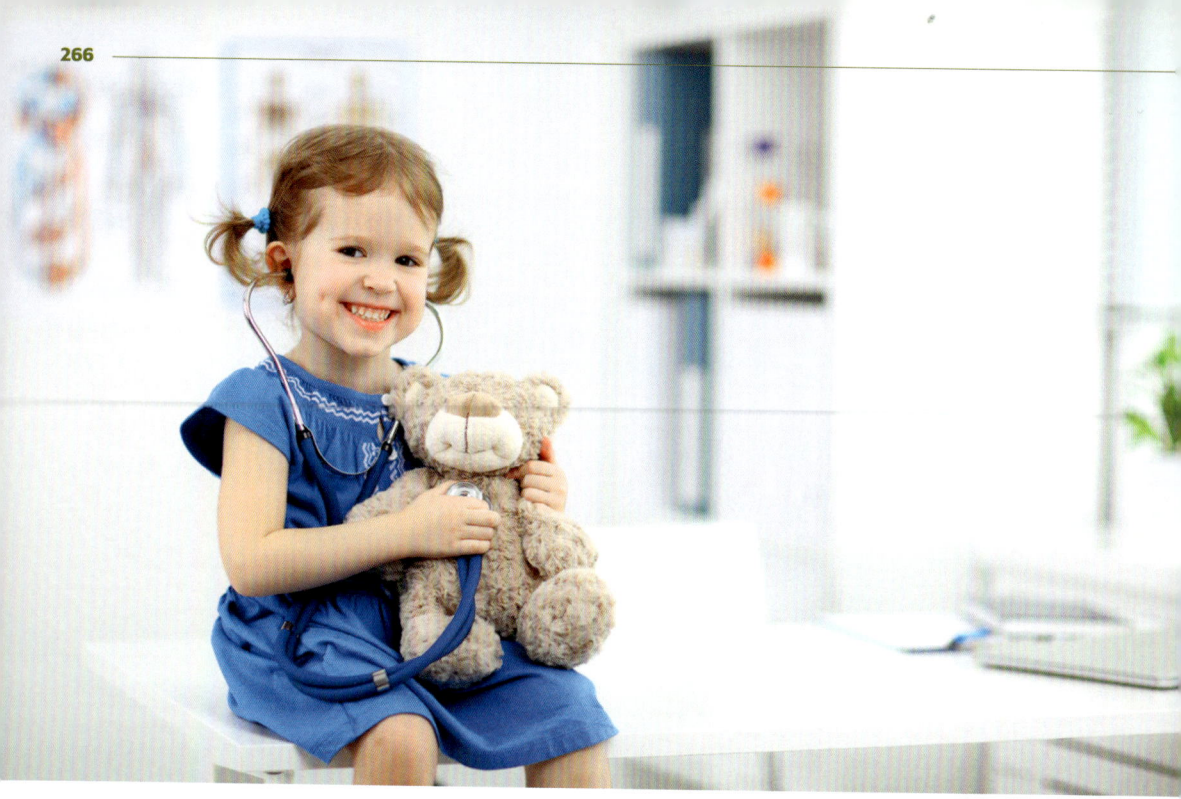

Rheuma kennt kein Alter – auch Kinder können von manchen rheumatischen Erkrankungen betroffen sein. Allerdings würde es den Rahmen dieses Buches, das sich ja in erster Linie an Erwachsene richtet, sprengen, im Detail auf kindliches Rheuma einzugehen. Daher im Folgenden nur ein kurzer Überblick:

Wie viele Kinder sind von Rheuma betroffen?

Die Krankheit ist im Kindesalter eher selten. In Österreich kommt es zu 140 entzündlichen Neuerkrankungen pro Jahr. Insgesamt leiden bei uns rund 1.700 Kinder und Jugendliche an einer juvenilen idiopathischen Arthritis.

Welche Rheumaformen treten im Kindesalter auf?

Grundsätzlich beobachtet man bei Kindern fast alle rheumatischen Erkrankungen. Die häufigsten sind:

→ **Entzündliche Gelenkerkrankungen:** Die juvenile idiopathische Arthritis zeigt ein vielgestaltiges Bild mit einem milden Verlauf mit Beteiligung von weniger als fünf Gelenken und geringer Gelenkzerstörung oder mit einem schwerwiegenderen Verlauf mit Beteiligung vieler Gelenke und ausgeprägter Gelenkzerstörung. Es kommen die gleichen Medikamente wie bei Erwachsenen zum Einsatz, allerdings in gewichtsadaptierter Dosis.
  Auch die anderen beschriebenen entzündlichen Gelenkerkrankungen bei Erwachsenen kommen bei Kindern vor (siehe ab *Seite 32).*

→ **Rheuma als Folgekrankheit:** Wie bei Erwachsenen können auch bei Kindern angeborene Erkrankungen der Muskeln, der Nerven, des Stoffwechsels oder der Blutgerinnung zu einer Gelenksbeteiligung führen. Siehe dazu die ab *Seite 184.*

→ **Erblichen Erkrankungen des Immunsystems** liegen Störungen des Inflammasoms (= Entzündungsablauf) zugrunde. Es kommt zu heftigen Fieberschüben ohne offensichtlichen Auslöser. Bei einigen Formen kommen zielgerichtete Medikamente zum Einsatz, die in den gestörten Entzündungsablauf eingreifen und die Symptome lindern.

→ **Osteoporose:** So unwahrscheinlich es klingt, aber selbst im Kindesalter kann bereits „Knochenschwund" auftreten. Allerdings handelt es sich dabei nicht um einen altersbedingten Abbau der Knochenmasse („primäre Osteoporose"), sondern um eine sekundäre Osteoporose mit beschleunigtem Knochenstoffwechsel.

Woran erkennt man kindliches Rheuma?

Die Symptome ähneln denen erwachsener Patienten: Schmerzen, Steifigkeit der Gelenke, Funktionseinschränkungen. Hinzu kommen bei Kindern noch Wachstumsstörungen sowie eine Beeinträchtigung ihrer körperlichen Entwicklung.

Welcher Arzt ist zuständig?

Die Behandlung von kindlichem Rheuma ist in der Regel spezialisierten Kinderärzten vorbehalten. In Österreich stehen elf auf Kinderrheumatologie spezialisierte Zentren an Kinderkliniken zur Verfügung. Ab einem Alter von 16 bis 18 Jahren werden die jugendlichen Patienten dann von Fachärzten für Rheumatologie betreut.

Wie wichtig ist eine rasche Diagnose?

Da die Krankheit bei so frühem Beginn einen besonders langen Verlauf nimmt und daher die Gefahr einer Gelenkschädigung umso größer ist, kommt einer möglichst frühen Diagnose und konsequenten Therapie besondere Bedeutung zu. Nur so können Gelenkschäden rechtzeitig verhindert werden.

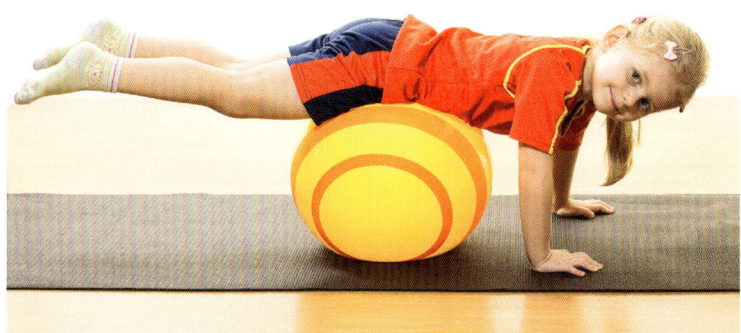

Bewegung ist auch in der Behandlung von kindlichem Rheuma ein wichtiger Faktor

Wie werden Kinder mit Rheuma behandelt?

Bei entzündlichen Gelenkerkrankungen kommen grundsätzlich die gleichen Medikamente zur Anwendung wie bei erwachsenen Patienten. Allerdings wird die Dosis dem geringeren Gewicht und der kleineren Körperoberfläche angepasst.

Neben Medikamenten spielen in der Behandlung auch Physiotherapie, Ergotherapie und psychosoziale Betreuung eine wichtige Rolle.

Dürfen an Rheuma erkrankte Kinder Sport betreiben?

Wenn es die körperlichen Einschränkungen erlauben, sollten sie sogar Sport betreiben! Denn Bewegung ist ja ein ganz wichtiger Faktor in der Behandlung. Außerdem wirkt sich Sportausübung positiv auf die psychische Situation der erkrankten Kinder aus. Empfohlene Sportarten sind Schwimmen, Reiten, Tanzen, Radfahren und Tischtennis.

Wissenswertes, Nützliche Informationen

Wo Sie Hilfe finden

Sie haben seit längerer Zeit Schmerzen am Bewegungsapparat und vermuten, dass es eine rheumatische Erkrankung sein könnte?

→ Der richtige erste Ansprechpartner ist Ihr Hausarzt. Er wird die erste Abklärung vornehmen und Sie bei Verdacht auf eine entzündliche rheumatische Erkrankung an einen Facharzt für Rheumatologie oder eine Rheumaambulanz überweisen.

Sie haben die Diagnose bestätigt erhalten. Wie geht es weiter?

→ Vom Facharzt bzw. von den Ärzten der Rheumaambulanz wird die Behandlung festgelegt und deren Erfolg überwacht. Sprechen Sie gut auf die gewählte Therapie an, so kehren Sie zur weiteren Betreuung zum Hausarzt zurück.

Sie möchten Ihr Leben trotz etwaiger Funktionseinschränkungen wieder in den Griff bekommen. Was tun?

→ In einem Rehabilitationszentrum wird man Sie nicht nur durch Physiotherapie und andere Maßnahmen so „fit" wie möglich machen, sondern Ihnen auch zeigen, wie Sie im Alltag mit Einschränkungen umgehen bzw. diese kompensieren können.

Sie haben aufgrund Ihrer Krankheit Probleme im Beruf oder benötigen eine andere Art der Unterstützung?

→ Ansprechpartner wie *fit2work* oder das Sozialministeriumservice bieten Hilfe.

Es würde den Rahmen dieses Buches sprengen, die Adressen aller Rheumaambulanzen, Rehabilitationszentren und anderer Ansprechpartner anzuführen. Zudem ändern sich sowohl Ansprechpartner als auch Kontaktdaten immer wieder. Um Sie auf dem aktuellen Stand zu halten und Ihnen einen vollständigen Überblick zu geben, haben wir einen eigenen Link eingerichtet, unter dem Sie – laufend aktualisiert – alle Adressen und Telefonnummern finden:

http://www.hauptverband.at/Buchreihe-Rheuma

Glossar: Was bedeutet was?

Analgetika:
Schmerzmittel

Ankylosierend:
versteifend

Antagonisten:
Substanzen, die einen anderen Stoff (Agonist) in seiner
Wirkung hemmen

Antikörper:
Abwehrstoffe des Immunsystems

Autoantikörper:
Abwehrstoffe, die gegen körpereigene Substanzen gerichtet
sind

Autoimmunreaktion:
Das Immunsystem erkennt fälschlicherweise körpereigenes
Gewebe als „Feind" und richtet sich dagegen.

Biologika: biotechnologisch hergestellte Antikörper, die z.B.
Entzündungszellen gezielt ausschalten können. Autoimmun-
reaktionen können damit unterdrückt werden.

Bursitis:
Schleimbeutelentzündung

Entzündungsmediatoren:
Entzündungs„vermittler"

Immunsuppressiva:
Medikamente, die das Immunsystem unterdrücken und somit
überschießende Reaktionen verhindern können

Kollagenosen: Oberbegriff für entzündlich-rheumatische
Erkrankungen, bei denen das Immunsystem Teile des körpereigenen Gewebes, das zu großen Teilen Kollagen enthält, als
fremd wahrnimmt und dagegen Antikörper bildet

Läsion:
Schädigung bzw. Verletzung von Gewebe

NSAR:
Abkürzung für nicht-steroidale Antirheumatika; kortisonfreie Medikamente mit entzündungshemmender,
schmerzstillender und fiebersenkender Wirkung

Periarthropathie:
Sammelbezeichnung für krankhafte Veränderungen in
den gelenknahen Weichteilen

Red Flags:
Warnhinweise für spezifische Rückenschmerzen

Riesenzellarteriitis:
Entzündung der großen Gefäße (Hals, Kopf, wie z.B.
Schläfenarterien)

Spondylitis:
Entzündung der Wirbelkörper

Spondyloarthritis:
Entzündung der Wirbelsäule und der Wirbelsäulengelenke

Tender Points:
Schmerzpunkte

Tendinitis:
Sehnenentzündung

Tendinopathie:
primär nicht-entzündliche Erkrankung der Sehnen und
Sehnenansätze

Tendinose: Sehnenüberreizung

Tendovaginitis:
Sehnenscheidenentzündung

Vaskulitis:
Gefäßentzündung

Yellow Flags:
Warnhinweise für unspezifischen Kreuzschmerz

Notizen